农村居民
营养知识读本

赵文华　主编

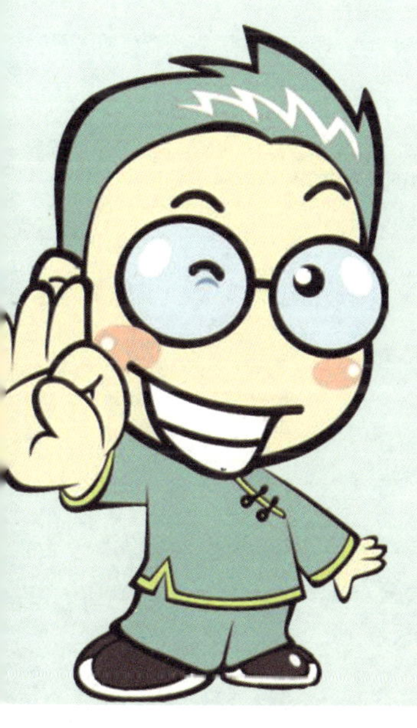

中国环境出版集团·北京

图书在版编目（CIP）数据

农村居民营养知识读本 / 赵文华主编 .—北京：中国环境出版集团，2018.11

ISBN 978-7-5111-3444-8

Ⅰ．①农… Ⅱ．①赵… Ⅲ．①农村－居民－营养学－基本知识 Ⅳ．① R151

中国版本图书馆 CIP 数据核字（2017）第 306749 号

出 版 人 武德凯
策划编辑 徐于红
责任编辑 王 菲
责任校对 任 丽
封面设计 几至工作室

出版发行 中国环境出版集团（100062 北京市东城区广渠门内大街16号）
网 址：http://www.cesp.com.cn
电子邮箱：bjgl@cesp.com.cn
联系电话：010-67112765 编辑管理部
010-67162011 生态分社
发行热线：010-67125803 010-67113405（传真）

印 刷 北京中科印刷有限公司
经 销 各地新华书店
版 次 2018年11月第1版
印 次 2018年11月第1次印刷
开 本 880×1230 1/32
印 张 5.75
字 数 100千字
定 价 28.00元

《新农村健康教育系列丛书》

丛书总策划

总策划：刘剑君　罗永席

策　划：么鸿雁　陶克菲　徐于红

丛书总编委

丛书主编：刘剑君

丛书副主编：么鸿雁　赵文华　陶　勇

钱　玲　吕　青

丛书秘书：郑文静　王琦琦

丛书编写办公室

主　任：徐于红

副主任：赵　艳

成　员：俞光旭　赵楠婕　王　菲

《农村居民营养知识读本》编委会

序

健康是促进人全面发展的必然要求，是经济社会发展的基础条件。随着我国疾病谱、生态环境、生活方式的不断变化，城乡居民的健康问题也日益复杂，面临多重疾病威胁并存、多种健康影响因素交织等诸多问题。当前，受经济发展、生产生活环境、卫生条件和健康设施等诸多因素影响，广大农村地区面临的健康问题更加严重，农村居民获取的卫生和健康知识不足、渠道有限，对健康教育的需求也非常迫切。

在中国疾病预防控制中心和中国环境出版集团的共同努力下，我们精心策划出版了这套《新农村健康教育系列丛书》，旨在为农村居民了解和学习卫生健康知识提供专业指导，通过最适合当前广大农村地区实际情况的健康知识传播途径，针对主要的健康问题，开展有效地健康教育，并通过倡导健康文明的生活方式、培养自主自律的健康行为、营造健康支持性环境，对农村居民的个人健康、生活质量和家庭幸福产生积极的促进作用，以支持广大农村地区开展健康教育工作。

本丛书有三个鲜明特点：一是深入浅出。以农村居民为主要读者群体，通俗易懂地讲述健康知识。二是图文并茂。采用插图和照片等多种方式，传递健康信息。三是实用有趣。通过故事性地叙述，形象生动地呈现农村居民生产生活中的实用知识。我们衷心期待本丛书能为广大农村居民获取健康知识、改善生活质量发挥积极的促进作用，并推动全社会更加关心、关注、关爱广大农村地区的健康事业发展！

本丛书第一辑推出农业伤害预防、儿童健康、妇女健康、老年健康、营养、理性饮酒、环境、常见慢性病防治和结核病防治九本知识读本，从不同方面为农村居民介绍卫生健康知识，全方位提供专业指导。

《新农村健康教育系列丛书》编委会

目 录

第一章 营养基础知识

第二章 婴幼儿与学龄前儿童营养

第三章 中小学生营养

第一章

营养基础知识

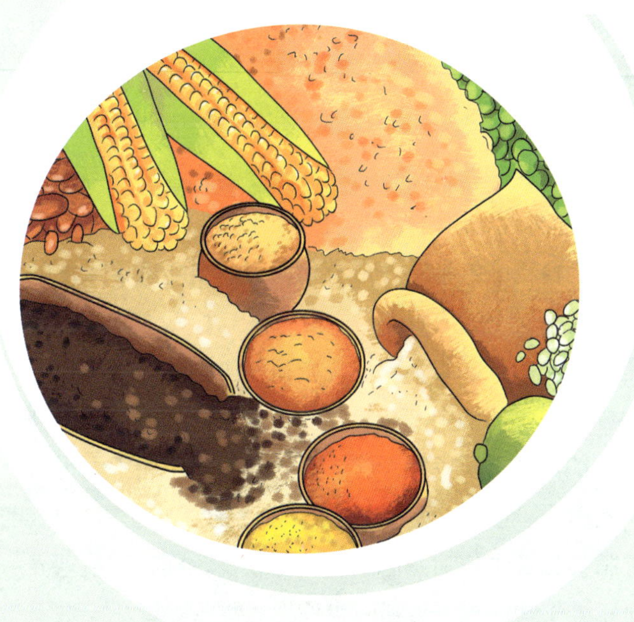

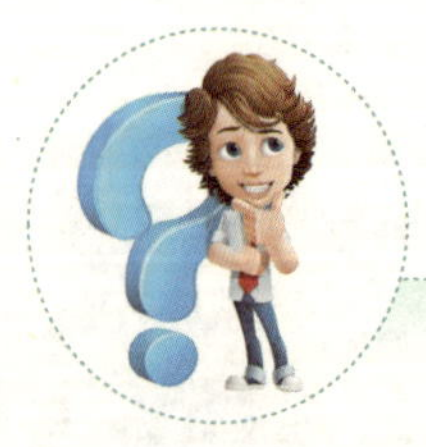

1. 什么是合理营养?

营养是一个专业术语，它的科学定义是指人体摄入、消化、吸收和利用食物中的营养物质以满足机体生理需要的生物学过程。我们可以将“营养”两字拆开来理解，“营”在中国古代是“谋求、经营”的意思，“养”是指养生、养料，因此“营养”可以通俗地理解为“谋求养生的过程”。这里的“营养”与我们平常所说的“鸡蛋很有营养”中的“营养”不同，“鸡蛋很有营养”中的营养是指食物中各种营养成分和营养含量能满足人体的需要，并不是科学意义上的营养。

营养素是指为维持机体繁殖、生长发育和生存等一切生命活动和过程，需要从外界环境中提取的物质。来自食物的营养素种类繁多，人类大约需要 50 多种，这些营养素按照功能不同可以分为 6 大类：蛋白质、脂类、碳水化合物、矿物质、维生素和水，其中蛋白质、脂类和碳水化合物因为需要量较多，称为宏量营养素，而矿物质和维生素因为需要量较少称为微量营养素。

既然人体需要那么多种的营养素，那么营养素是不是越多越好，越多越健康呢？答案是否定的。人体对营养素需要的量是不同的，有的营养素需要的多一些，例如蛋白质，成人每天需要蛋白质 65 ~ 90 克；有的需要量少，例如锌，每天仅需要 15 毫克左右。但是不管需要量是多还是少，各种营养素对于维持人体正常运转都是必不可少的，所以营养素既不能缺乏，也不是越多越好。

我们要做到“合理营养”或者“均衡营养”。所谓合理营养是指通过合理的膳食和科学的烹调加工，为人体提供足够的能量和各种营养素，并保持各种营养素之间的平衡，即摄入的营养素不多不少，并且营养素之间的比例合适，来满足人体正常的生长发育和生理需要，维持人体健康。只有做到膳食搭配合理，食物多种多样，才能保证营养物质摄入均衡，使我们的身体保持正常的生理功能，提高劳动生产力，预防疾病发生。

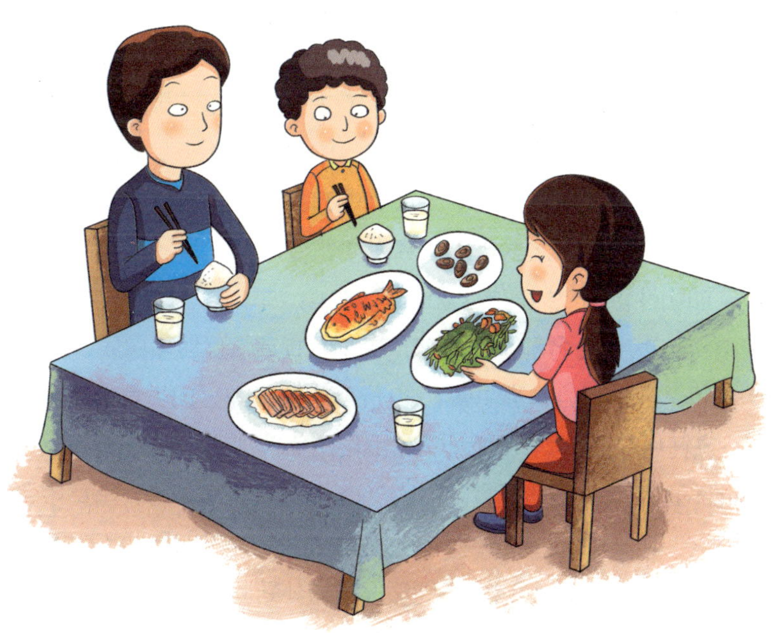

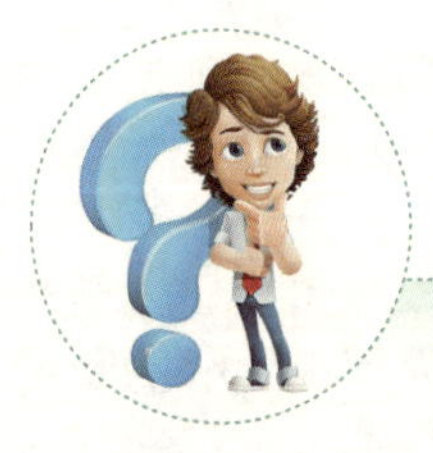

2. 食物分几类呢?

生活中我们会接触到各种各样的食物，根据食物的特点，将食物分为5类，分别是谷薯类、动物性食物、蔬菜水果类、豆类坚果类以及纯能量食物。不同食物含有不同的营养素和有益成分。

谷类和薯类，谷类食物主要包括米、面、杂粮（如小米、高粱、玉米、红小豆）等，薯类包括马铃薯（又叫土豆、洋芋）、甘薯（又叫山芋、地瓜）、山药等。这类食物主要提供碳水化合物、蛋白质、膳食纤维及B族维生素。日常的主食主要由这类食物构成，因此也是能量的主要来源。日常生活中，精米要减少淘洗次数，降低营养损失，烹饪时尽量采取蒸的方式。对于谷类食物，保藏过程特别要注意干燥，否则容易发生霉变。

动物性食物包括畜肉（如猪肉、牛肉、羊肉）、禽肉（如鸡肉、鸭肉、鹅肉）以及各种鱼、蛋、奶，这类食物富含优质蛋白质、脂肪、矿物质、维生素A、维生素D和B族维生素等。肉类食物营养丰富，烹饪后味道鲜美，但有些禽畜肉含饱和脂肪酸和胆固醇较高，因此不宜多吃，要适量食用。蛋类的营养也非常丰富。蛋黄中含有较高的卵磷脂，卵磷脂经人体消化后的产物，可以避免智力衰退、增强记忆力。另外，卵磷脂还能够促进人体新陈代谢，增强免疫力。牛奶是食物中最好的补钙食品。这主要是因为牛奶中的钙的吸收率很高，牛奶中含有丰富的维生素D，能够很好地促进钙的吸收。

另外，相对于其他含钙丰富的食物例如虾皮、奶酪、芝麻等来说，喝牛奶补钙更加方便，可行性更高。

蔬菜水果类，包括根茎类蔬菜（如莲藕、胡萝卜、茭白、莴苣）、叶菜（如白菜、甘蓝、油菜、韭菜）、菌藻类（如香菇、紫菜、黑木耳等）、水果（如苹果、橘子、西瓜、菠萝等）。蔬菜、水果含有维生素、矿物质、膳食纤维和植物化学物，因此要保证每餐都要有蔬菜，每餐要有一半的食物是蔬菜，而且最好有一半以上的蔬菜是深色蔬菜。另外我们要保证每天吃水果，水果含有丰富的膳食纤维和果胶，能够促进肠道蠕动，改善便秘，更要鼓励儿童多吃水果。

豆类坚果类，豆类食物包括大豆（黄豆）、青豆、黑豆、蚕豆等以及各种豆制品如豆腐、豆浆、豆干、豆皮等。大豆及其制品富含优质蛋白、钙、B 族维生素以及对人体有益的不饱和脂肪酸，因其价廉物美而被称为“植物肉”。坚果类包括花生、核桃、杏仁、瓜子等。坚果除含蛋白质、脂肪以外，还含有大量的维生素 E、叶酸、镁、钾、不饱和脂肪酸及膳食纤维。但由于坚果的脂肪含量较高，不宜多吃，每周吃一两果仁就可以了。与谷物不同的是，大豆在经过了浸泡、加热、凝固等多道工序加工成豆制品后，不仅去除了大豆中的纤维素、抗营养因子，还使大豆更容易消化。大豆制成豆芽之后，其维生素 C 和维生素 B_{12} 含量都大大增加，矿物质元素也更容易被人体吸收。需要特别注意的是，霉变的花生、玉米千万不能吃，这两种食物霉变后会产生一种毒素叫作黄曲霉毒素，这种毒素具有强致癌性，即使加热也不能破坏。

纯能量食物有动植物油、淀粉、食用糖和酒类。动植物油是人体必需脂肪酸和维生素 E 的重要来源，但过多食用会增加肥胖和心血管疾病的发生风险。

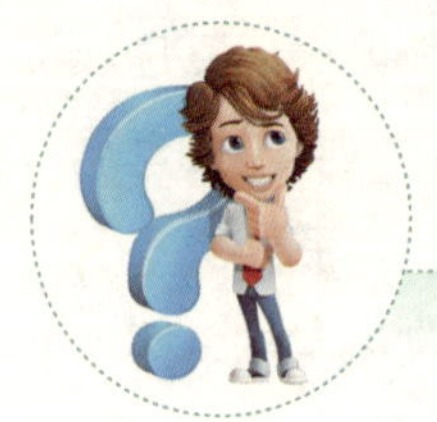

3. 为什么食物要多样？

食物多样是平衡膳食模式的基本原则，只有一日三餐食物多样，才有可能达到平衡膳食。不同食物中所含的营养素的种类和含量不同，除了母乳可以满足孩子出生后到 6 个月的所有营养需要外，没有任何一种食物可以满足人体所需的能量和全部营养素，因此，只有多种食物组成的膳食才能满足人体对能量和各种营养素的需要。

中国居民膳食指南建议，平均每人每天要吃 12 种以上食物，每周要吃 25 种以上。每天的膳食都应该包含 5 大类食物：谷类和薯类、蔬菜和水果类、动物性食物、大豆和坚果类以及纯能量食物。

按照“中国居民膳食宝塔”的建议，每天的饮食要以“谷类为主”，每人每天应该食用 250 ~ 400 克的谷类食物，这不仅符合中国传统饮食的特点，还可以满足人体对能量和多种营养素的需求。我们要保证“餐餐有蔬菜”，并且每顿饭要有一半的食物是蔬菜才能满足我们每天的营养需求。我们要保证每天吃水果，把水果作为饭前饭后的必需食物，更要鼓励儿童多吃水果。每天要摄入 300 ~ 500 克蔬菜和 200 ~ 350 克水果。禽畜肉、鱼类、蛋类和奶类均属于动物性食物，是人体蛋白质的重要来源。每天吃 3 种以上的动物性食物更能满足食物多样的要求。需要注意的是，有些禽畜肉和蛋类含饱和脂肪酸和胆固醇较高，过多摄入会对健康产生不利影响，因此要适量摄入。水产品例如鱼、虾、蟹和贝类富含蛋白质、脂类、维生素和矿物质。鱼类含有较多的不饱和脂肪酸，对预防心血管疾病具有一定作用。

有许多小窍门可以帮助我们做到食物多样化，如吃饭时选择小分量食物，可以帮助我们吃到更多品种的食物。同类食物也可能具有不同的营养特点，可以通过同类食物互换达到食物多样的目的。另外，还可以通过巧妙的搭配和合理的烹调，增加食物品种和数量。

只有保证每天食物品种齐全，每种食物适量摄入、按需摄入，才能满足人体每日营养需求。

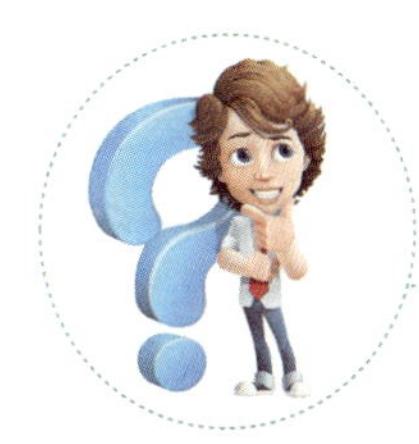

4. 畜禽肉和水产品有什么营养价值？

禽畜肉主要提供优质蛋白质、脂肪、矿物质和维生素。禽畜肉肌肉中的蛋白质含量为 10% ~ 20%，属于优质蛋白质，易被人体充分利用，营养价值高。禽畜肉中的脂肪含量与动物的品种、部位、年龄、肥育程度等有密切关系。

畜肉包括猪、牛、羊、马等牲畜的肌肉、内脏及其制品。畜肉的肌色较深，呈暗红色，故有“红肉”之称。在常见畜肉中，牛肉的蛋白质含量高达 20%，其次是羊肉、猪肉。不同部位的畜肉，蛋白质含量不同，如猪肉蛋白质平均含量为 13.2%，猪里脊肉为 20.2%，而猪五花肉为 7.7%。畜肉瘦肉中矿物质的含量高于肥肉，内脏高于瘦肉。畜肉和动物血中铁含量丰富，且主要以血红素铁的形式存在，是膳食铁的良好来源。猪肉的脂肪含量最高，羊肉次之，牛肉最低，与上述蛋白质的含量情况相反。畜肉类脂肪以饱和脂肪酸为主，含有少量卵磷脂、胆固醇和游离脂肪酸。此外，畜肉还含有较多的磷、硫、钾、钠、铜等。畜肉提供的维生素主要以 B 族维生素和维生素 A 为主。

禽肉包括鸡、鸭、鹅等的肌肉、内脏及其制品。在禽肉中，鸡肉、鹌鹑肉的蛋白质含量较高，约 20%；其次为鹅肉、鸭肉。在禽肉中，火鸡和鹌鹑的脂肪含量较低，在 3% 以下；鸡和鸽子在 14% ~ 17%；鸭和鹅的脂肪含量达 20% 左右。与畜肉不同的是禽肉类脂肪含量相对较少。禽肉中也含钾、钙、钠、镁、磷、铁、锰、硒、硫等，其中硒的含量高于畜肉。禽肉的维生素主要以 B 族维生素和维生素 A 为主。

一般来说，禽畜心、肝、肾等内脏器官的蛋白质含量较高，脂肪含量较少，而胆固醇的含量高。内脏中含多种矿物质，牛肾和猪肾中硒的含量较高，是肌肉中含量的数十倍。动物肝脏中富含维生素 A 和核黄素。维生素 A 的含量以牛肝和羊肝最高，维生素 B_2 则以猪肝含量最丰富。

水产品有鱼类、甲壳类和软体类。鱼类有海水鱼和淡水鱼之分，海水鱼又分为深海鱼和浅海鱼。水产品的蛋白质含量一般为 15% ~ 25%。鱼类脂肪含量低，一般为 1% ~ 10%，主要分布在皮下和内脏周围，肌肉组织中含量很少。鱼类脂肪多由不饱和脂肪酸组成，单不饱和脂肪酸主要是棕榈油酸和油酸，多不饱和脂肪酸主要为亚油酸、亚麻酸、二十碳五烯酸（EPA）和二十二碳六烯酸（DHA）。鱼类是维生素 B_2 的良好来源，维生素 E、维生素 B_1 和烟酸的含量也较高。海水鱼含有较多的碘，牡蛎和扇贝中含有较多的锌，河蚌和田螺含有较多的铁。

在选择畜肉时，选择脂肪含量少的瘦肉；在“红肉（畜肉）”和“白肉（鱼肉、禽肉）”中，选择不饱和脂肪酸含量高的“白肉”。在膳食搭配中，要注意多吃鱼类，在有条件的情况下，多选择富含不饱和脂肪酸的海鱼。

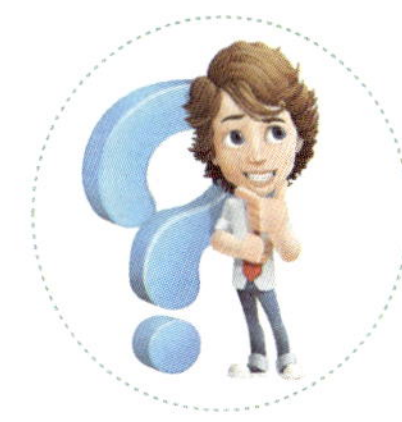

5. 蛋类有什么营养价值?

蛋类主要包括鸡蛋、鸭蛋、鹅蛋、鹌鹑蛋、鸽蛋等，其中食用最多的是鸡蛋。蛋类含蛋白质一般在 10% 以上，蛋清中较低，蛋黄中较高。蛋类蛋白质的营养价值很高，优于其他动物性蛋白质。蛋黄中的脂肪以单不饱和脂肪酸（油酸）为主，磷脂含量也较高。蛋黄中的磷脂主要是卵磷脂和脑磷脂。卵磷脂具有降低血胆固醇的作用，并能促进脂溶性维生素的吸收。蛋类胆固醇含量较高，主要集中在蛋黄，每 100 克可达 1 510 毫克。蛋类的矿物质主要存在于蛋黄内，蛋清中含量极低，其中以磷、钙、钾、钠含量较多。蛋黄中的铁含量虽高，但由于是非血红素铁，又与卵黄高磷蛋白结合，因此蛋黄中铁的生物利用率较低，仅为 3%。蛋类的维生素主要集中在蛋黄，以维生素 A、维生素 E、维生素 B_2、维生素 B_{16} 为主，还有一定量的维生素 D、维生素 K 等，种类相对齐全。

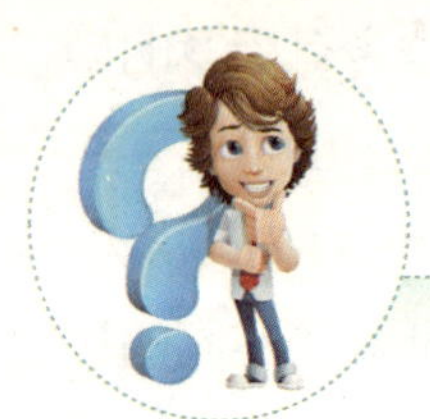

6. 我应该多吃肉，多吃菜，还是多吃饭呢？

既然每种食物都含有不同的营养，那么我们应该怎么吃才更健康呢？下面先介绍几种类型的膳食模式。

一是以动物性食物为主，膳食中肉很多、饭少、蔬菜少，这种食物组成的特点是高能量、高蛋白、高脂肪、低膳食纤维。这种类型多见于欧美等经济发达地区，肉、奶的总消费量是谷类的 3~5 倍。但长期肉吃得多容易诱发肥胖、高脂血症、冠心病、糖尿病等慢性病。

二是以植物性食物为主，而肉、蛋、奶及鱼虾吃得很少。这种类型常见于亚洲、非洲部分国家和地区，粮食的消费是肉、蛋、奶及鱼虾消费的 7 倍左右。这种膳食结构虽然不会有“高能量、高蛋白、高脂肪、低膳食纤维”的缺陷，但由于食物中蛋白质和脂肪少，因此易造成营养缺乏。

三是动植物性食物平衡型，这种类型吃肉和菜的比例适当，菜的比例要稍大一些。由肉提供的蛋白质占全部食物提供蛋白质的一半以上。这种模式既满足了营养素的需求，也减少了患慢性病的风险。

还有一些具有特点的膳食模式，如地中海模式，反映的是地中海沿岸国家的膳食模式。他们吃大量的新鲜蔬菜，吃海产品、橄榄油，喝葡萄酒，吃红肉少。饮食是以高膳食纤维、高维生素、低饱和脂肪为特点。这种模式的饮食可降低心血管疾病、Ⅱ型糖尿病、某些肿瘤的发病风险。我国传统的饮食模式是以蔬菜和谷类为主，属于高膳食纤维、低脂肪的饮食。随着经济水平的不断提高，我国居民食用谷类量减少，动物性食物和纯能量食物比例增加。

对比了几种膳食模式后，不难发现，健康的饮食是食物多样、肉适量吃、多吃蔬菜、荤素搭配、以谷类为主食。《中国居民膳食指南（2016）》推荐食物多样，谷类为主；吃动平衡，健康体重；多吃蔬果、奶类、大豆；适量吃鱼、禽、蛋、瘦肉；少盐少油，控糖限酒；杜绝浪费，兴新食尚。良好的膳食结构是营养充足的基础。提倡以谷类为主，是因为这样既可以提供充足的能量，又避免了以动物性食物为主带来大量能量、脂肪无法消耗，累积在体内的问题，对预防肥胖、慢性病的发生大有好处。

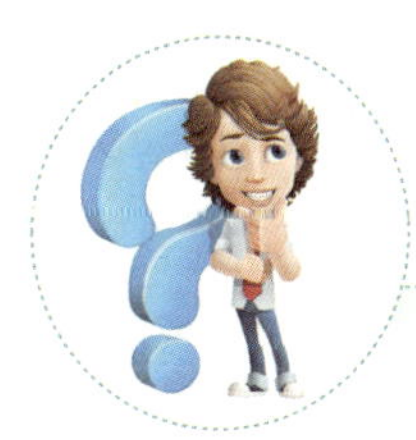

7. 蔬菜和水果有什么营养？可以互相代替吗？

蔬菜和水果的营养成分有很多相似的地方，但营养价值却各有特点，因此不能互相代替。

蔬菜是我们日常饮食的重要食物。蔬菜中含有丰富的矿物质，如钙、磷、铁、钾、镁、铜等，尤其是钾的含量最为丰富，是我国居民膳食中重要的矿物质来源。蔬菜中还含有丰富的维生素C、胡萝卜素、维生素 B_2 和叶酸。蔬菜根据其颜色可以分为深色蔬菜和浅色蔬菜。深绿色、红色、橘红色、紫红色的蔬菜属于深色蔬菜，如菠菜、油菜、芹菜叶、西红柿、胡萝卜、紫甘蓝、茄子等，而白色、浅黄、浅绿色的蔬菜属于浅色蔬菜，如白菜、黄瓜、白萝卜、山药等。相对来说，深色蔬菜较浅色蔬菜含有更丰富的维生素和矿物质，颜色越深其所含钙、铁、胡萝卜素、维生素K、维生素 B_2 以及维生素C的含量越多。另外，甘蓝、菜花、卷心菜等蔬菜含有一种特殊的植物化合物叫作异硫氰酸酯，对于降低多种癌症发生风险有作用。对于蔬菜而言，洗涤方式、切碎程度、加热时间和温度对其营养保持均有影响，因此，蔬菜烹调应遵循先洗后切、急火快炒、现做现吃、烹饪时间不宜过长的原则。

水果同样含有多种矿物质，新鲜水果中维生素C和胡萝卜素较多，但是维生素 B_1、维生素 B_2 含量不高。相对蔬菜来说，水果含糖量较高，因此，水果的口感一般多汁且有甜味。水果中还含有丰富的果胶和膳食纤维，具有增加肠道蠕动的作用。另外水果中也含有多种有益身体健康的植物化学物质。

总的来说，蔬菜的品种多于水果，很多蔬菜中所含的维生素、矿物质、膳食纤维和植物化合物高于水果，而水果中糖分、有机酸、果胶比蔬菜多，多数水果的口感比蔬菜好，并且水果食用前不用加热，不会导致营养物质的丢失。因此，蔬菜、水果各具特点，是不能互相替换的。

需要注意的是，只有正确的保藏和食用，才能最大限度地利用水果和蔬菜的营养价值。对于蔬菜、水果，通常我们会放进冰箱进行低温保存，这样可以抑制细菌繁殖，延缓腐败变质的时间。但是，并不是进了冰箱就是进了“保险箱”，在低温状态下，也会有一些耐低温的细菌缓慢繁殖，并且蔬菜水果的维生素也会缓慢流失，因此，即使低温保存，最好也不要超过3天。另外，冷藏保存时不要用保鲜膜把果蔬包起来，因为果蔬会有“呼吸”，有水分渗出来，如果包裹太严，会使果蔬容易发蔫，缩短其保藏期限。

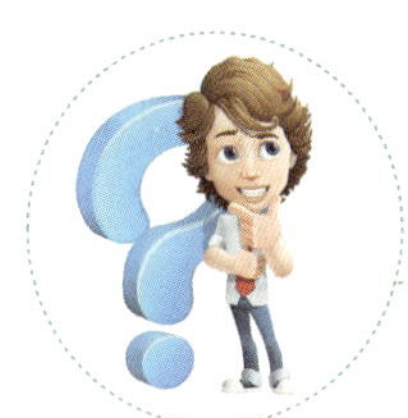

8. 人体需要哪些营养物质呢？

均衡营养强调膳食搭配均衡，还强调营养物质均衡。我们把人体需要的营养素分为蛋白质、脂类、碳水化合物、矿物质、维生素和水6大类。

蛋白质是人生长发育必需的营养素，还可以提供能量。蛋白质参与组成肌肉、毛发、血液等组织，人体的生长发育需要蛋白质，身体受伤修复也需要；蛋白质还构成多种生物活性物质，如促进消化吸收的蛋白酶，维持免疫功能的免疫蛋白，携带运送血液中氧的血红蛋白等。因此，蛋白质是一切生命的物质基础。

脂类是油、脂肪、类脂的总称。食物中的油脂主要是油和脂肪，一般把常温下是液体的称作油，而把常温下是固体的称作脂肪。脂肪酸分为饱和脂肪酸、单不饱和脂肪酸、多不饱和脂肪酸。我们在广告里常听到的 DHA 和 EPA 就是多不饱和脂肪酸，这两种脂肪酸有促进婴幼儿视力和智力发育的作用。

矿物质是一组无机元素，按照在体内的含量多少，分为常量元素（如钙、磷、钠、钾等）和微量元素（如铁、锌、硒、碘等）。这些元素是身体构成、生长发育必不可少的。如铁缺乏会引起缺铁性贫血，缺钙就容易骨质疏松，甚至骨折，缺碘容易造成个子矮小、智力障碍。

维生素存在于各类天然食物中，人体几乎不能合成。维生素分为脂溶性维生素和水溶性维生素。顾名思义，脂溶性维生素就是不溶于水而溶于脂肪及有机溶剂的维生素，包括维生素 A、维生素 D、维生素 E、维生素 K。脂溶性维生素可在体内大量储存，主要储存在肝脏，因此长期大量食用也会引起中毒。水溶性维生素是在水里能够溶解的维生素，主要包括维生素 B_1、维生素 B_2

水
碳水化合物
脂肪
维生素
矿物质
蛋白质
人体六大营养素

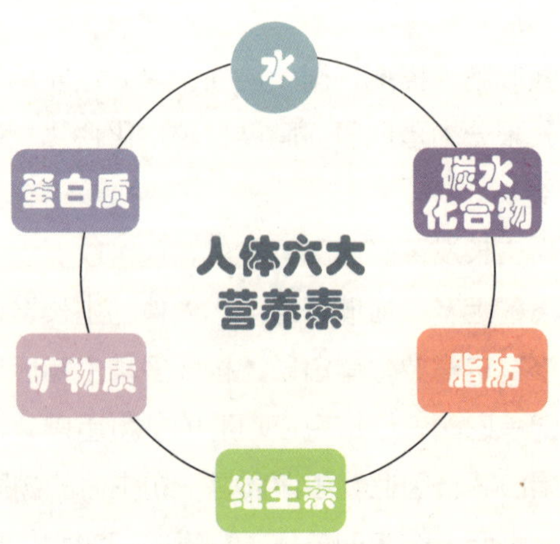

和维生素 C。如富含维生素 C 的蔬菜要先洗后切，以防维生素 C 溶于水流失。

食物中的碳水化合物分成两类：人可以吸收利用的有效碳水化合物如单糖、双糖、多糖和促进肠蠕动的纤维素。碳水化合物是人体最主要、最经济的能量来源；有构成组织及重要生命物质，抗生酮和解毒等作用，纤维素还有促进肠蠕动、有利于排便的作用。膳食中单糖和多糖主要来源于蔗糖、糖果、含糖饮料和蜂蜜等；多糖主要来自粮谷类和薯类。

水，是人体的重要组成成分，占健康成年人体重的 60% ~ 70%。水协调着体内复杂的生化反应，保证营养物质的吸收和代谢废物的排出。身体通过蒸发或出汗来调节体温。缺水会使人感到口渴、尿液颜色加深、感觉疲劳、反应迟钝、皮肤干痒。如果长期缺水，甚至会影响智力。

9. 哪些食物含蛋白质丰富呢？

蛋白质是人体组织和器官的重要组成成分，人体的很多重要的功能都离不开蛋白质的参与，可以说“没有蛋白质就没有生命”。人体内的所有蛋白质是由 20 种氨基酸按照不同的顺序连接而成的，这 20 种氨基酸中有 9 种是人体内不能合成或合成速度很慢的，这些氨基酸称为必需氨基酸，而必需氨基酸只能从食物中获得。因此每天吃足量并且丰富的含蛋白质的食品对于我们的健康是至关重要的。

蛋白质一旦缺乏，会导致人体产生疲倦、体重减轻、贫血和免疫力下降等症状，处在生长阶段的儿童更容易发生蛋白质缺乏。蛋白质也不是越多越好，摄入太多也会影响身体健康，例如增加肾脏负担，导致肾脏功能受损，加快骨骼中钙流失，增加患骨质疏松症的风险等。对于不同年龄段和不同性别的人，对蛋白质的需要量也是不同的（见下表），应该按照自身需要正确摄入蛋白质。对于有特殊疾病的人，应该按照医生要求个体化对待。

中国居民膳食蛋白质参考摄入量 单位：克 / 日

人群	男性		女性	
0 岁 ~	—	9	—	9
0.5 岁 ~	15	20	15	20
1 岁 ~	20	25	20	25
2 岁 ~	20	25	20	25
3 岁 ~	25	30	25	30
4 岁 ~	25	30	25	30
5 岁 ~	25	30	25	30
6 岁 ~	25	35	25	35
7 岁 ~	30	40	30	40
8 岁 ~	30	40	30	40
9 岁 ~	40	45	40	45
10 岁 ~	40	50	40	50
11 岁 ~	50	60	45	55
14 岁 ~	60	75	50	60
18 岁 ~	60	65	50	55

续 表

人群	男性		女性	
孕妇（中）	—	—	+10	+15
孕妇（晚）	—	—	+25	+30
乳母	—	—	+20	+25

哪些食物含蛋白质丰富呢？

大豆中蛋白质含量高达 35% ~ 40%，大豆蛋白富含谷类食物中缺乏的赖氨酸，属于优质蛋白质，在人体内有很高的利用率。

禽畜肉中蛋白质也较高。鸡肉、鸭肉等禽肉中的蛋白质大部分存在于肌肉组织中，如胸脯肉、翅膀、腿肉，含量为 10% ~ 20%。猪肉、牛肉、羊肉等畜肉中蛋白质含量因所在部位不同而不同，其中“瘦肉”中蛋白质含量较高，牛羊肉达 20%，猪肉中为 15% ~ 20%。禽畜肉中所含的蛋白质也是容易被人体吸收的优质蛋白质。

蛋类同样是优质蛋白质的重要来源，一般蛋类的蛋白质含量在 12% 以上。尽管蛋类中含蛋白质不是最高的，但是蛋类中的蛋白质组成与人体需要最为接近，因此是最容易吸收的。

牛奶中蛋白质含量为 2.5 ~ 3 克 /100 克，奶粉和奶酪中蛋白质高达 20% 以上。奶制品中的蛋白质可分为酪蛋白和乳清蛋白，容易消化和吸收，也属于优质蛋白质。

为了保证蛋白质的补充充足，应该保证膳食中有一定数量的优质蛋白质。一般要求动物蛋白（来源于肉类、蛋类和奶类）和大豆蛋白质占到膳食蛋白质总量的 30% ~ 50%，多种蛋白质混合使用，充分发挥氨基酸的互补作用，提高其营养价值。

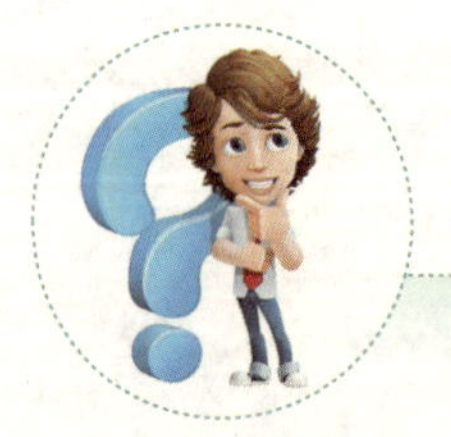

10. 我们还需要吃脂肪吗？

许多人一说起脂肪，就认为脂肪是不好的东西，认为脂肪会引起肥胖，会诱发各种慢性病。其实，脂肪是人体重要的组成部分、是生命活动必需的营养素，离开它，人体就不能正常运转。

人体脂肪组织一般占体重的 14%~19%。皮肤下的脂肪可以帮助我们在寒冷的地区或季节保持体温。腹腔内的脂肪将内脏隔开，起到缓冲防震的作用，防止内脏间相互摩擦，保护内脏不受到伤害。脂肪是人体重要的储存能量和提供能量的物质，脂肪产生的能量比碳水化合物或蛋白质高 2 倍多。脂类还是构成大脑和神经的重要成分。脂肪除了本身能提供脂溶性维生素（如维生素 A、维生素 D、维生素 E）外，也是脂溶性维生素的吸收条件，也就是说离开脂肪，维生素 A、维生素 D、维生素 E 都无法被人体吸收。例如，胡萝卜不要生吃，尽量与肉一起烹饪胡萝卜，帮助营养素的吸收。

脂肪中的脂肪酸分为饱和脂肪酸、单不饱和脂肪酸、多不饱和脂肪酸。饱和脂肪酸对心血管健康不利。单不饱和脂肪酸以油酸为代表，可以升高高密度脂蛋白（好的脂蛋白），降低低密度脂蛋白（坏的脂蛋白），对胆固醇有拮抗作用。多不饱和脂肪酸主要是亚油酸和亚麻酸，这两种脂肪酸人体不能合成，必须依靠食物供给，主要存在于植物油中，具有调节血脂、改善血液循环、防止动脉粥样硬化和血栓形成的作用。含单不饱和脂肪酸较多的植物油有油茶籽油、花生油、芝麻油。含多不饱和脂肪酸较多的植物油有葵花籽油、玉米胚芽油和大豆色拉油。

因此，吃了脂肪不一定会变胖，只有吃得过多、能量超标身体才会积累脂肪，变胖，诱发慢性疾病。而适量的脂肪是身体必不可少的。《中国居民膳食指南（2016）》中推荐，每天的烹调油摄入量为 25 ~ 30 克（半两），建议少吃加工零食、油炸香脆食品和富含饱和脂肪的黄油、奶油等。

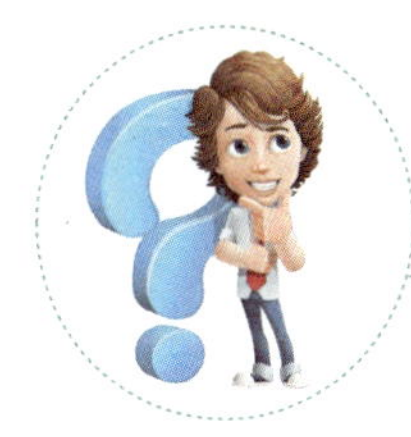

11. 我会缺钙吗?

钙是人体含量最多的矿物质元素。钙构成了骨骼和牙齿，有助于止血和伤口愈合，维持人的神经和肌肉的活动，对于生命活动十分重要。儿童长期缺钙和维生素 D 可导致生长发育迟缓，个子长不高，骨骼变形，严重缺钙会出现佝偻病、“O” 形或 “X” 形腿、鸡胸等。成人、中老年人尤其是绝经妇女，容易患因缺钙而导致的骨质疏松症，容易骨折；还易患龋齿，影响牙齿健康。随着年龄的增长，人体对钙的吸收能力会逐渐下降。

含钙丰富又容易被人体吸收的是奶及奶制品，包括牛奶、羊奶、酸奶、奶酪等。其他含钙丰富的食物有豆制品（如豆腐、豆腐干），海产品（如贝类、海带、虾皮），深绿色叶菜，菜花，芝麻等。对于 18 ~ 49 岁的成年人来说，每天需要钙 800 毫克，每 100 克（二两）牛奶含钙 120 毫克，也就是说每天喝 300 克（六两）奶就能满足人钙需要量一半。然后再吃一些豆制品如豆腐等，或深绿色叶蔬菜如 500 克菠菜就可以了。

影响钙吸收的因素，包括年龄，胃酸分泌情况，维生素 D、脂肪、草酸的摄入情况及运动等。处于生长发育期的儿童和青少年钙的吸收能力强，随着年龄增加，钙的吸收率就下降。婴幼儿可高达 60%，儿童期约 40%，成年人则降低至 20% ~ 40%，老年人则会进一步降低。所以从年幼开始，摄入足够的钙，对老年时的骨骼质量，有着重要意义。维生素 D 可以促进钙的吸收，所以在补钙的同时，必须要有维生素 D 参与，钙才能被吸收利用。高脂肪膳食或对脂肪吸收不良时，会使钙与脂肪酸结合，形成不溶性钙皂而影响吸收。含草酸和植酸高的蔬菜，如茭白、竹笋、菠菜、苋菜可与钙形成沉淀而影响钙吸收。如果在下锅前，先在热水锅中焯一分钟，可去除大部分草酸。同时，补钙的同时也不能忽视运动，适当的运动可以帮助钙质的沉积。

青少年正处于生长发育时期，要长个子，对钙的需要量高于成人。青少年每天钙的需要量在 1 000 ~ 1 200 毫克之间，每天需要 300 ~ 500 克的奶以及一些含钙量高的食物。

孕妇和乳母，由于其特殊的生理需要，每天需要比一般女性增加 200 毫克的钙，也就是大约比孕前多喝 200 克（四两）的奶。

我国老年人普遍缺钙，主要是由于老年人钙的吸收不好，而且人体骨质的积累主要是在 20 岁之前完成的，45 岁之后骨质就会慢慢下降，因此老年人容易发生骨质疏松和骨折。50 岁之后，每天钙需要量增加至 1 000 毫克，因此要保证每天能喝 300 克鲜牛奶或相当量的奶制品（如 300 克酸奶、60 克奶酪等），再吃一些含钙高的食物。

常见食物中钙的含量　　单位：毫克/（100克可食部）

食物	含量	食物	含量	食物	含量	食物	含量
虾皮	991	豆腐	164	西兰花	67	豆角	29
全脂奶粉	676	油菜心	156	鸡蛋	56	橙	20
芝麻	620	扇贝	142	草鱼	38	豆浆	10
河虾	325	牛奶（鲜）	104	馒头	38	米饭	7
海蟹	208	小白菜	90	白萝卜	36	瘦肉	6
黄豆	191	鲫鱼	79	人奶	30	苹果	4

注：《中国居民膳食营养素参考摄入量》（2013版）

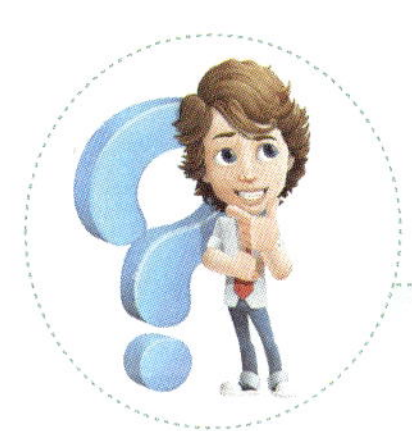

12. 哪些食物有助于预防贫血呢？

孕妇、幼儿、儿童及老年人由于处于特殊的身体阶段，都极易发生贫血。贫血根据其原因可分为两种：缺铁性贫血和巨幼细胞性贫血。可以通过测定血液中血红蛋白的值，根据专业医生的诊断来判定是否贫血。

要预防贫血发生，就要按照贫血原因的不同补充相应的食物。

要预防缺铁性贫血，需要多吃含铁丰富的食物。膳食铁分为血红素铁和非血红素铁。血红素铁主要来源于禽畜肉类，如动物血、肝脏、瘦肉等。非血红素铁主要存在于植物性食物和乳制品中，如黑木耳、红枣、葡萄干等。除了多食用含铁食物，促进铁元素的吸收也是预防缺铁性贫血的途径之一。维生素 C 可以使铁的吸收率提高 5 ~ 10 倍，因此多吃蔬菜水果补充维生素 C 也是预防缺铁性贫血的重要方式。另外，减少抑制铁吸收的因素也很重要，例如，不要在吃饭前或服用铁剂时饮用浓茶，吃菠菜、茭白等含草酸的食物前，先放沸水中焯一下。

要预防巨幼细胞性贫血，需要预防叶酸和维生素 B_{12} 的缺乏。叶酸广泛存在于动植物性食物中，含量最多的是牛肝，其次是深绿色蔬菜、麦胚、酵母、菜花、柑橘、香蕉等。维生素 B_{12} 含量最高的是牛肝，其次为牡蛎、羊肉、鸡蛋、小虾、猪肉、鸡肉和牛奶。

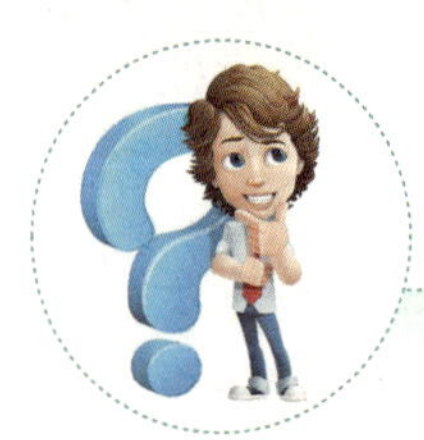

13. 为什么我晚上出门总看不清楚？

“晚上出门总看不清楚”“皮肤干燥，摸起来像鸡皮疙瘩，皮屑多”“经常容易感冒”……如果你出现以上这些情况，那么就可能是身体里缺乏维生素 A 了。

维生素 A 可以保护视力，预防夜盲，促进骨骼发育，促进膳食铁的吸收和利用，维护皮肤和黏膜的健康，提高身体免疫力以及增强抵抗呼吸系统和消化系统疾病的能力。维生素 A 缺乏的早期表现为暗适应能力下降，即人从亮的地方到暗的地方，需要很长的时间才能看清楚，或者晚上出门没有灯的地方就看不清楚。如果严重缺乏维生素 A，还会导致失明。由于生理特点，老人和儿童容易缺乏维生素 A。

既然维生素 A 对我们这么重要，那么哪些食物中富含维生素 A 呢？维生素 A 最好的来源是各种动物肝脏、牛奶、禽蛋（主要是蛋黄）。每 100 克动物肝脏可以提供的维生素 A 是人体每日需要量的 2.5 倍以上。蛋黄中的维生素 A 含量比起动物肝脏来要少，但也相当可观。因此，可以通过食用动物肝脏来补充维生素 A，不用吃太多，平均一天 25 克就够了。而且维生素 A 可以在体内的脂肪中储存，不用每天都补充，基本上可以“吃一顿管三天”。植物性食物主要提供的是可在体内转换成维生素 A 的胡萝卜素。富含胡萝卜素的食物有胡萝卜、菠菜、苜蓿、豌豆苗、芒果、杏和柿子等深绿色或红黄色的蔬菜水果。日常生活中我们只要一周买一次猪肝吃就可以了，再加上橙黄色蔬菜中胡萝卜素的补充，基本就可以满足对维生素 A 的需要。

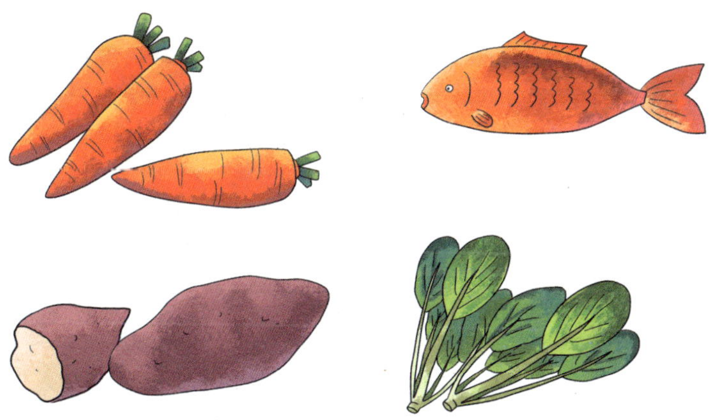

除可以从食物中补充以外，还可以使用维生素A补充剂，如鱼肝油等，但需要按医生的建议进行。需要注意的是，长期维生素A用量过大不仅没有好处，还会引起一系列不良反应，如肝脏损伤、腹水、中枢神经系统紊乱等。

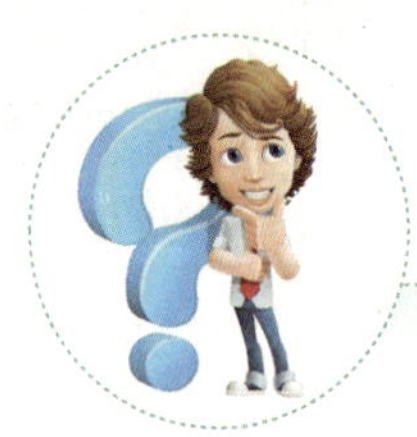

14. 为什么我们要适当地晒太阳？

维生素D最重要的作用是促进体内钙的吸收，婴儿缺乏维生素D容易导致佝偻病，成年人尤其是孕妇、乳母和老年人，缺乏维生素D容易产生肌肉痉挛、小腿抽筋和惊厥等症状，导致患上软骨病和骨质疏松症。

要补充维生素D，除了通过多吃含维生素D的食物，如海水鱼、肝脏、蛋黄等，最好的方式就是晒太阳。我们的皮肤可以吸收太阳光中的紫外线，合成维生素D。因此，晒太阳是获得维生素D最经济、最有效的方法。

婴幼儿和儿童，从两个月起就可以带到户外适当接受阳光直射。春秋季节和天气好的冬季，应鼓励儿童多到户外活动，多晒太阳。老年人应该多进行力所能及的户外活动，多晒太阳。平均每天应该在户外活动1小时以上，每天接受阳光照射30～60分钟。夏季晒太阳应在上午6～10点之间，下午5～7点之间。晒太阳时，要摘掉帽子和手套，尽量让皮肤暴露在外，与阳光直接接触。注意由于紫外线是无法穿透玻璃的，因此隔着玻璃是无法直接接触紫外线的，也就无法促进体内维生素D的合成。对于婴幼儿、孕妇和老年人，必要时可以通过服用维生素D制剂或者维生素D强化食品来预防维生素D缺乏症。

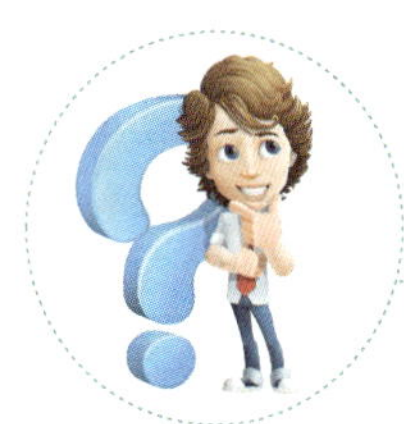

15. 怎样减盐减油?

食盐的主要成分是氯化钠。我们吃盐，主要是为了里面的钠离子。人体缺钠，轻则乏力、倦怠、头晕，重则血压下降、肌肉痉挛，甚至昏迷和死亡。人体需要盐，但不是说越多越好，日常摄入过多的盐，是导致高血压发病的重要原因之一。《中国居民膳食指南（2016）》建议盐的消费量是每人每天不超过6克。一只普通的啤酒瓶盖，装满一平盖盐大约是6克。需要注意的是，这里的6克盐包括了食盐和“隐性盐”。“隐性盐”包括酱油、酱类、咸菜、鸡精、味精及高盐食品。因此，我们不但要减少食盐摄入，还要注意“隐性盐”的摄入。换句话说，如果当天已经吃了很多含盐量高的食物、调味品，那么食盐的用量就要更少一些。

很多人也反映盐加少了菜就没有味道，那么接下来给大家介绍几个少吃盐的方法。首先是要知道每道菜中到底加了多少盐，不能仅凭品尝来判断食盐是否过量，可将盐用量具量出，每餐按

6 克到底是多少？

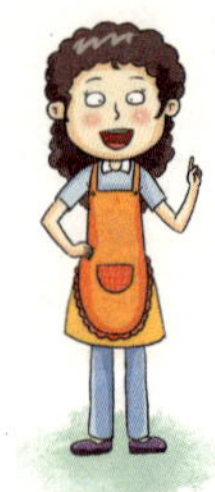

如果你家没有量盐勺，教你一招：

一个啤酒瓶盖（去除橡胶垫）

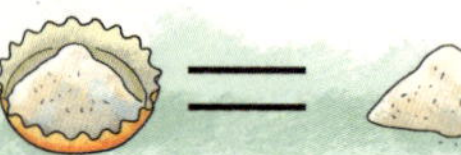

6 克食盐

量添加，做到心中有数，估计是否超量。尽量使用限盐勺罐，在烹饪菜肴的过程中逐渐减少盐的量。多尝试用蒸、烤、煮等烹饪方式。烹调时，用醋、香料、姜等替代部分盐和酱油。尽量少吃含盐量高的包装食品（酱、咸菜、零食等）。

烹调油包括植物油和动物油，植物油主要可以增加菜肴香味，是人体必需脂肪酸和维生素 E 的重要来源。但依据现在的饮食结构，我们每天摄入的脂肪甚至已经大大超标了。长期高脂肪、高胆固醇膳食可引起肥胖、脂肪肝、动脉粥样硬化、冠心病、脑卒中、胰腺炎、胆囊炎等多种疾病。世界卫生组织推荐的脂肪提供的能量应占总能量的 30% 以下。每天的烹调油摄入量为 25 ~ 30 克。减少吃油，可以使用油壶控制总量，用小油瓶，定期更换，选择蒸、煮的烹饪方式代替炒，尽量少吃油炸食品和加工零食。高纤维、低脂肪的饮食才是有利于身体健康的。

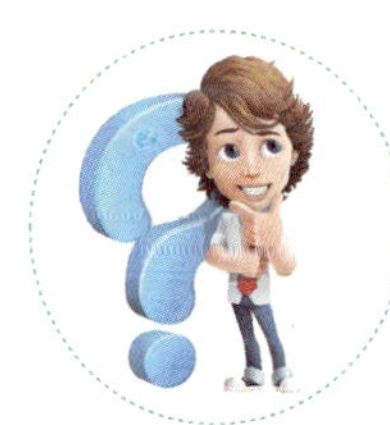

16. 什么是强化食品？如何合理选择强化食品？

强化食品是为了增强营养，按照科学配方，向食品中添加天然或合成的营养素或者某些天然成分的食品。其实，对于强化食品，大家并不陌生，我国从 1995 年就实行了碘盐，碘盐就是一种强化食品。通常强化食物就是把身体容易缺乏的营养素以非常低的水平加到食品中去。我国对强化食品都有明确的质量标准，无论采用的强化剂的化学结构、使用量，还是所用食物载体的应用范围都必须依法执行。常见的强化食品有碘盐、铁强化酱油、“7+1 营养”强化面粉、维生素 A 强化油、强化奶粉等。

强化食品主要是针对营养缺乏的人群设计的，这些人主要是指长期从事航海、边防、特种作业的人员，缺乏母乳的婴儿，消化功能不良的老年人或者是因为某些原因引起人体长期摄入某些营养素不足，而导致营养缺乏病的人群。在选用强化食品前，建议先通过体检了解自己的营养状况，医生判断是否需要补充营养。如患有缺铁性贫血，你可以选择铁强化食品；如果是因为缺钙引起，可选择钙强化产品等。原则上是缺什么补什么。对于每个人来说，对营养的需要和膳食的搭配是不尽相同的。因此，在购买强化食品时，千万不要只根据广告宣传和产品介绍来选择。各种营养成分的补充比例必须合理，不能偏补或过补，平衡膳食很重要。同时，注意食品的安全性，在购买强化食品时，最好去正规商场，选用国家批准、卫生部门验收合格、生产日期不过期的食品。

对于母乳喂养的宝宝，开始添加辅食时可选择铁强化食品，如铁强化米糊，以防贫血。牛奶喂养的宝宝选用强化维生素 A、维生素 D 的牛奶，可有效预防佝偻病。在经济不发达的偏远山区或不富裕的家庭，儿童不易吃到含有丰富铁元素的鱼、肉、蛋和豆制品，加上身体生长发育迅速，对铁的需求量高，很容易发生缺铁性贫血，如能选用铁强化的面粉做馒头、面条等，则能起到预防贫血和治疗轻度贫血的作用。

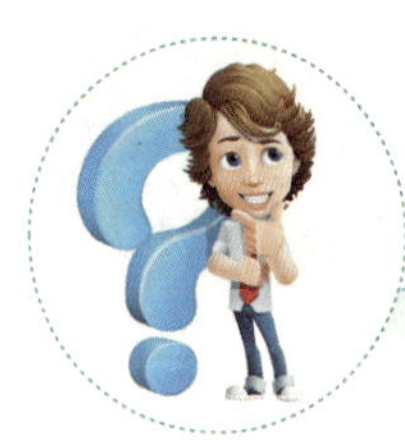

17. 保健食品需要人人吃吗?

保健食品是指声称具有特定保健功能或者以补充维生素、矿物质为目的的食品，即适于特定人群食用，具有调节机体的功能，不以治疗疾病为目的，并且对人体不产生任何急性、亚急性或者慢性危害的食品。保健食品是食品的一种，能提供人体必需的营养物质，具有一定的色、香、味、形，但是保健食品也具有其特定的功能，可以为人体提供某一或某几方面的营养物质，达到特定的调节人体机能的目的。国家对于保健食品的申报功能是有规定的，保健食品需至少具有以下 27 项功能之一才可申报：增强免疫力、改善睡眠、缓解体力疲劳、提高缺氧耐受力、对辐射危害有辅助保护功能、增加骨密度、对化学性肝损伤有辅助保护功能、缓解视疲劳、祛痤疮、祛黄褐斑、改善皮肤水分、改善皮肤油分、减肥、辅助降血糖、改善生长发育、抗氧化、改善营养性贫血、辅助改善记忆、调节肠道菌群、促进排铅、促进消化、清咽、对胃黏膜有辅助保护功能、促进泌乳通便、辅助降血压、辅助降血脂。

保健食品既然这么有“营养”，是不是要人人都吃呢?

对于健康的一般人群，应该首先通过平衡多样的饮食来保证自身所需营养，无须特意食用保健食品。

对于婴幼儿、儿童青少年、孕妇、乳母和老年人，可以根据自身身体需求，选择一定的营养补充剂食用，以满足身体在特殊时期的营养需求。营养素补充剂也属于保健食品的一种，一般的营养补充剂以提供人体所需维生素和矿物质为主，可以作为膳食的补充，弥补可能存在的膳食维生素和矿物质的摄入不足。

对于患有特殊疾病的人，应该在医生或专业人士指导下，根据自身需要选择一定的保健食品。但是，保健食品不能替代药品。保健食品可以起到一定的营养补充作用，但并不是以治疗疾病为目的的。如果有的保健食品宣称能够“根治”或“治愈”某种疾病，属于夸大宣传，不能相信。一旦身体因疾病导致不舒服，一定要到正规医院进行检查和治疗，不应该盲目相信保健食品的功效，更不能用保健食品完全替代药物。

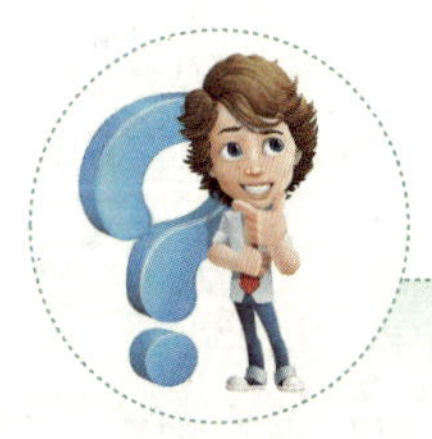

18. 我每天应该喝多少水呢？

大家是否感觉口渴了才会去饮水？要知道出现口渴已经是身体明显缺水的信号。如果饮水不足或失水过多（如大量出汗、严重腹泻等情况），随着程度的不断加深，会出现口渴、尿少、皮肤失去弹性、口舌干裂、体温升高、心率加快、血压下降，失水量达到体重的 10% 以上甚至可能会出现死亡。

除日常饮食外，成人每天要达到 7 ~ 8 杯的饮水量（1 500 ~ 1 700 毫升），一杯大约 200 毫升。白开水是饮用水最好的选择，不仅解渴，最容易被身体吸收，而且价格便宜、安全卫生。推荐的饮水方式是一次少喝点，每天多喝几次，将饮水均匀分布在一天中的任何时间，如清晨起床空腹喝一杯白开水，用来补充睡眠时出汗和尿液损失的水分。睡前也可以喝适量水，预防夜间血液黏稠度上升。

茶水，也是常见的一种饮品。这里说的茶水指的是用白开水冲泡茶叶形成的水。喝茶在我国有着悠久的历史，经常适量喝茶，不仅可以补充水分，而且茶叶里的多酚等物质对人也有好处。但不宜喝太热、太凉、过浓的茶，也不宜空腹、饭后、睡前饮茶。

近年来市场上的各种饮料包装鲜艳漂亮，而且口味香甜，受到很多人喜爱。但多数饮料中，含有大量的糖，多喝容易引起肥胖、龋齿、高血脂等各种疾病。因此应该少喝或不喝含糖饮料。

19. 我的体重合适吗？怎样吃才能保持健康体重？

想知道自己体重是否合适，是偏胖还是偏瘦，最科学、最简单的方法就是计算体质指数（BMI）。BMI 的计算方法是，将身高（米）和体重（千克）代入公式：体质指数 = 体重 ÷ 身高 ^{2}，然后将计算结果比对《中国 7 ~ 18 岁儿童营养状况的 BMI 标准》或《中国成人 BMI 与健康体重对应关系表》，成年人按照不同身高找到 BMI 属于哪一组，儿童按照年龄和性别找到 BMI 属于哪一组，以此判定是否肥胖。例如，成年男性李飞，30 岁，身高 1.78 米，体重 85 千克，对照表中 1.78 米一行，体重位于 76.0 ~ 88.60，这个人应该属于超重。

保持正常体重，最重要的是“健康饮食，吃动平衡”。

要做到“健康饮食”，需要注意以下几点：一是定时定量进餐，经常“饥一顿、饱一顿”不仅会损害肠胃健康，还会因为某一餐的过量进食导致肥胖；二是提倡“分餐制”，也就是按照个人的饮食习惯和身体活动量进行餐食定量分配；三是每顿少吃一两口，对于已经肥胖或者容易发胖的人，在感觉还没完全吃饱的时候就放下筷子，日积月累，对于控制体重是有效的；四是减少高能量食物的摄入，少吃高糖、高脂的食物，对于包装食品，学会看“营养成分表”，科学选择食物；五是可以吃饱腹感强但热量低的食物，例如苹果、燕麦、红薯、土豆等；六是减少在外就餐，由于在外就餐时食物种类多，就餐时间长，很容易饮食过量。

增加能量消耗也是控制体重的重要方式。《中国居民膳食指南》建议，成年人每天主动性身体活动应该至少 40 分钟，相当于年轻女性每天快步走 6 000 步的运动量。快步走是一种很好、很便捷的身体活动，适合大多数人，而且还有许多健康益处。另外，减少久坐时间，多爬楼梯，多参加户外活动，根据自身情况选择适合自己的运动方式，应该成为我们日常生活重要的组成部分。

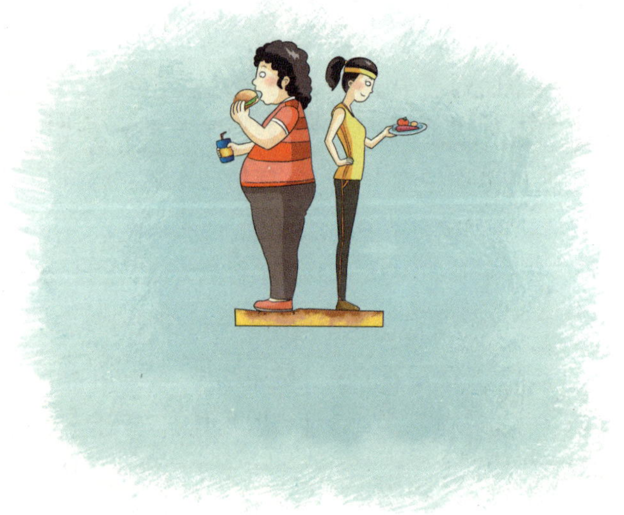

那么，对于体重过轻的人，应该怎么办呢？首先，要确定自己不是因为患有某种疾病导致体重过轻。对于健康的正常人，如果体重过轻，应该考虑多吃含蛋白质丰富的食物，保证食物多样和营养均衡。另外，多进行力所能及的运动，适当进行一些肌肉力量的练习，促进肌肉增长，也是增加体重的方法。

中国成人 BMI 与健康体重对应关系表

身高 / 米	体重 / 千克			
	轻体重	健康体重	超重	肥胖
	BMI < 18.5	18.5 ≤ BMI < 24.0	24.0 ≤ BMI < 28.0	BMI ≥ 28.0
1.40	< 36.3	36.3 ~ 47.0	47.1 ~ 54.9	≥ 54.9
1.42	< 37.3	37.3 ~ 48.4	48.5 ~ 56.5	≥ 56.5
1.44	< 38.4	38.4 ~ 49.8	49.9 ~ 58.1	≥ 58.1
1.46	< 39.4	39.4 ~ 51.2	51.3 ~ 59.7	≥ 59.7
1.48	< 40.5	40.5 ~ 52.6	52.7 ~ 61.3	≥ 61.3
1.50	< 41.6	41.6 ~ 53.9	54.0 ~ 62.9	≥ 63.0
1.52	< 42.7	42.7 ~ 55.3	55.4 ~ 64.6	≥ 64.7
1.54	< 43.9	43.9 ~ 56.8	56.9 ~ 66.3	≥ 66.4
1.56	< 45.0	45.0 ~ 58.3	58.4 ~ 68.0	≥ 68.1
1.58	< 46.2	46.2 ~ 59.8	59.9 ~ 69.8	≥ 69.9
1.60	< 47.4	47.4 ~ 61.3	61.4 ~ 71.6	≥ 71.7
1.62	< 48.6	48.6 ~ 62.9	63.0 ~ 73.4	≥ 73.5
1.64	< 49.8	49.8 ~ 64.5	64.6 ~ 75.2	≥ 75.3
1.66	< 51.0	51.0 ~ 66.0	66.1 ~ 77.1	≥ 77.2
1.68	< 52.2	52.2 ~ 67.6	67.7 ~ 78.9	≥ 79.0
1.70	< 53.5	53.5 ~ 69.3	69.4 ~ 80.8	≥ 80.9
1.72	< 54.7	54.7 ~ 70.9	71.0 ~ 82.7	≥ 82.8
1.74	< 56.0	56.0 ~ 72.6	72.7 ~ 84.7	≥ 84.8
1.76	< 57.3	57.3 ~ 74.2	74.3 ~ 86.6	≥ 86.7
1.78	< 58.6	58.6 ~ 75.9	76.0 ~ 88.6	≥ 88.7
1.80	< 60.0	60.0 ~ 77.7	77.8 ~ 90.6	≥ 90.7
1.82	< 61.3	61.3 ~ 79.4	79.5 ~ 92.6	≥ 92.7
1.84	< 62.6	62.6 ~ 81.2	81.3 ~ 94.7	≥ 94.8
1.86	< 64.0	64.0 ~ 82.9	83.0 ~ 96.8	≥ 96.9
1.88	< 65.4	65.4 ~ 84.7	84.8 ~ 98.9	≥ 99.0
1.90	< 66.8	66.8 ~ 86.5	86.6 ~ 101.0	≥ 101.1

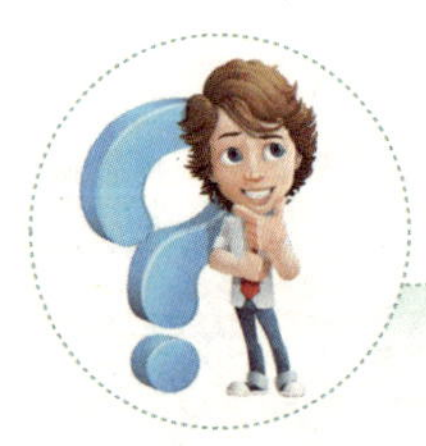

20. 食品标签有啥用？

现在我们经常会购买一些预包装食品，就是带有包装、统一规格、有明确名称和生产厂家的食品。在这些预包装食品的外包装上，除了花花绿绿的图案，还会有食品标签，就好像食物的“身份证”。

我们国家现在食品标签上要列出包括食品名称，配料表，净含量，生产者、经销者的名称、地址和联系方式，生产日期和保质期及贮存条件，营养标签，质量等级，辐照和转基因，以及食品生产许可证编号，产品标准代号等。当食品包装的最大面积小于 10 平方厘米时，标示的内容会比较少。

购买预包装食品（也就是通常说的包装食品）时，我们需要仔细看外包装袋上的生产日期、保质期、配料表以及营养标签。首先购买时尽量买距离生产日期时间较近的，不要买超过保质期的食品。同时注意商家是否按照标示的储存条件存放食品，没有按条件存放的不要买。配料表按含量从高到低标示了食品的各种原料、辅料、食品添加剂等信息。配料表应标示出所强调配料或成分的添加量或在成品中的含量，如“高钙奶粉”，就要明确标出奶粉中的钙含量。还有一些成分，如“氢化植物油”、防腐剂、反式脂肪酸等都要标示出来。还有就是我们都听说过的转基因食品，现在国家规定食品中采用转基因食品作为原料的也必须标注，最常见的是大豆油，如果含有转基因大豆会标注“加工原料为转基因大豆”字样。还有一些内容是国家推荐标示的，主要包括批号、食用方法、致敏物质等。有些食品会标“开袋即食”“无须解冻”，这些就是食用方法。致敏物质就是可能会导致过敏的食物，提示对这些物质过敏的人在挑选时要注意选择。

营养成分表

项目	100mL	NRV %
能量	284 kJ	3 %
蛋白质	3.2 g	5 %
脂肪	4.0 g	7 %
碳水化合物	4.8 g	2 %
钠	62 mg	3 %
钙	100 mg	13 %

最后，需要详细说一下对我们合理选择食物非常有帮助的营养标签。营养标签是一个“营养成分”的表格。根据《预包装食品营养标签通则》（GB 28050）的规定，要求标示能量、蛋白质、脂肪、碳水化合物、钠的含量及其占营养素参考值百分比的信息。营养成分表一般分成三栏，第一栏是各种营养成分的名称，如蛋白质、脂肪、碳水化合物；第二栏是每 100 克（100 毫升）或每份中该营养素的含量；第三栏是每 100 克（100 毫升）或每份食物中所含的营养素能满足营养素参考值（NRV）的百分比。营养素参考值表示每 100 克（毫升）或每份食品所含的主要营养素占每日营养素参考值（按成年人的标准）的百分比。例如：一盒 250 毫升的牛奶，每 100 毫升奶含 100 毫克钙，对应的“钙”的“营养素参考值”为 13%。大家可以计算一下，喝下这一盒奶，钙的摄入达到了一天钙需要量的 32.5%（250÷100×13%=32.5%）。

学会看食品标签后，购买食品的时候就要选择能量低、脂肪含量少（尤其不要选择含反式脂肪的食品）、低钠的食品，以及选一些含膳食纤维、维生素、矿物质多的食物。

第二章

婴幼儿与学龄前儿童营养

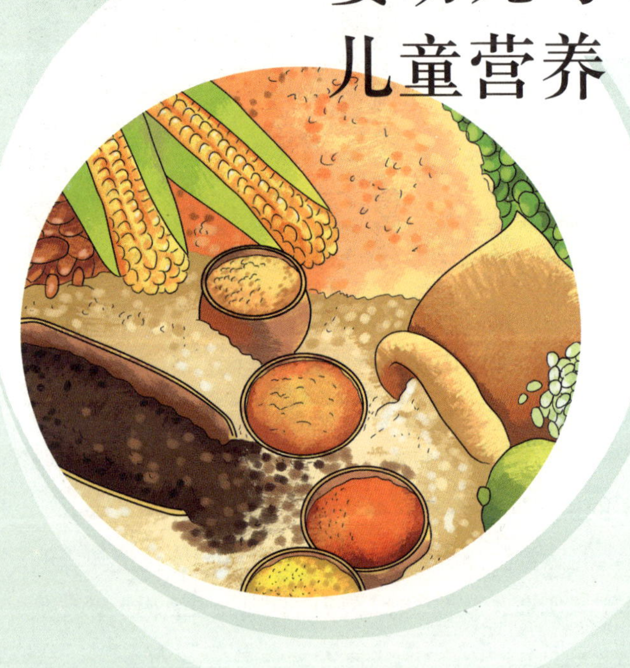

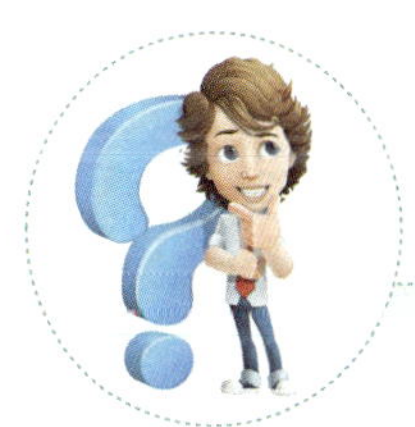

21. 0～3 岁婴幼儿的生长特点是什么？

婴儿是指 1 周岁以内的儿童。婴儿期是人一生中生长发育最快的时期，一年内身长增加约 50%，由出生时约 50 厘米长到约 75 厘米。体重增加近 2 倍，由出生时的 3 千克左右增加到 1 周岁时 9 千克左右。此期也是大脑发育的最快时期，头围由出生时的 34 厘米增加到 1 周岁时的 46 厘米。脑重量在生后 1 年内增重 1 倍以上，运动、感觉和语言功能也日趋完善。然而婴儿期的消化系统发育不成熟，胃容量较小，刚出生时胃容量为 3～5 毫升，1 周岁时达到 300 毫升左右。各种消化酶（唾液淀粉酶、胃蛋白酶、胰脂酶等）的含量较低，消化能力较弱。一方面快速生长发育需要充足的能量和营养素供给，另一方面不成熟消化功能制约婴儿对食物的消化和吸收。因此如何合理喂养保证婴儿获取充足营养是家庭和社会所必备的知识与技能。婴儿期的营养不仅影响儿童近期的体格生长、智力发育和疾病的抵抗力，同时也与成年期的生长力和慢性病等息息相关，是其一生健康和成功的基石。

幼儿是指满 1 周岁至满 3 周岁前的儿童。幼儿的生长发育速度虽然较婴儿有所减慢，但仍然比较大年龄儿童快，在整个生命过程中处于高速发展时期，因此幼儿对各种营养素的需求仍相对较高。幼儿期各项生理功能逐步发育并趋于完善，牙齿逐步萌出，咀嚼功能得以加强，胃肠功能的发育和消化液分泌逐渐接近成人水平。但总体上幼儿的营养需求和摄食能力之间仍然存在较大的矛盾，合理的膳食不仅仅能保证其营养需要，同时也对培养其健康的饮食习惯和行为，促进其心理发育至关重要。在此期间幼儿食物逐步由母乳加辅食向家庭食物过渡。科学的辅食喂养知识既能确保幼儿获得良好的营养和生长发育，又能养成良好的饮食习惯，进而实现儿童健康成长。

0 ~ 6 月龄婴儿是人一生中生长发育最快的时期。婴儿在出生后一周内可能出现生理性体重下降，常以出生后 3 ~ 4 天体重下降最为明显，但一周后体重基本恢复到出生时体重。此后体重每月平均增加 0.6 ~ 0.7 千克，体重在 4 月龄左右时达到出生体重的 2 倍。由于婴儿不能站立，评价时需要测量其平卧位时从头顶到足跟的长度，称为身长。身长每月平均增加约 2.5 厘米。头围可以间接反映婴儿大脑发育状，每月约增长 1.5 厘米。男婴的体重、身长和头围值多大于女婴。婴儿运动、感觉、语言逐渐发育，2 月龄时婴儿可以抬头，4 月龄时婴儿可以试图翻身，6 月龄时可以独坐。动作发育从粗到细，4 月龄时能手握拨浪鼓，6 月龄时手握玩具不被拿走。

1 岁后幼儿生长速度减缓，全年体重增加 2.5 ~ 3 千克，2 岁时体重约为 12 千克；身长增加约 12 厘米，2 岁时身长约为 87 厘米。2 岁后生长速度相对稳定，2 ~ 3 岁幼儿体重增加 2 千克，身高增加约 9 厘米。头围的增长速度较身长和体重增长速度慢。1岁全年头围约增加 2 厘米，2 ~ 3 岁头围约增加 1 厘米。

婴幼儿的体重、身高（长）和头围是反映其体格生长最常用的指标。由于 0 ~ 6 月龄婴儿生长迅速，6 个月以内的婴儿生长状况最好每月监测一次。婴儿生长状况评价最好在专业儿童保健机构由专业人员完成。如条件不允许，可尝试在家中进行自我评价。1 ~ 3 岁幼儿通常需要每 3 个月到半年测量一次。每次测得的数值与同年龄、同性别参考值进行比较。每个婴儿出生体重不同，由于遗传和环境因素的影响，出生后增长速度和生长轨迹都不可能完全一样。在喂养得当、营养充分、健康状况良好的情况下，儿童的生长发育水平有一定的分布范围。生长曲线和参考值是基于大部分儿童的生长发育数据推算的范围，是群体研究结果。每一个儿童都会有其自己的生长曲线，其曲线一般都会处于推荐的参考值范围内，但并不是每个儿童的生长曲线一定处于平均水平或上游水平。评价某一个儿童的生长时，应将他 / 她现在的情况与以往的情况进行比较，尤其是以其出生时的状况为基准，观察其发育动态，才更有意义。不要将某个婴幼儿的生长指标与参考值的高限相比，也不要与平均水平相比，更不要与邻家孩子的生长水平相比。

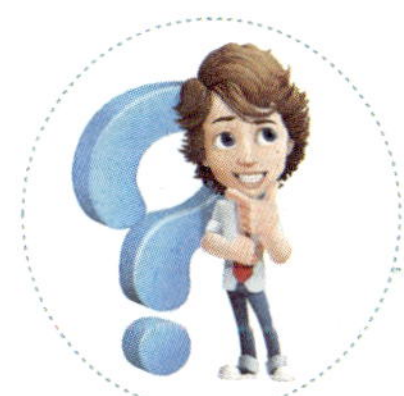

22. 为什么母乳是婴儿的最佳食物？

母乳所含的营养物质齐全，各种营养素之间的比例合理，含有其他动物乳类不可替代的免疫活性物质，非常适合于身体快速生长发育、生理功能尚未完全发育成熟的婴儿。同时，母乳成分会随着时期不同而改变，更能满足婴儿不同时期的生理需要，这更是其他代乳品都不能比拟的。

母乳是 0 ~ 6 月龄婴儿最理想的天然食品。母乳中有 300 多种有利于婴儿生长发育的有效成分。母乳中含有能够帮助消化的酶，所以婴儿更易消化。与牛奶相比，母乳在婴儿的胃里形成更软的凝乳，能更快地被人体所消化。母乳中含有充足且优质的蛋白质包括乳清蛋白、酪蛋白、乳铁蛋白、免疫球蛋白等，最适宜于婴儿生长发育和促进免疫系统的成熟。母乳中牛磺酸含量丰富，对婴儿脑神经系统功能、智力发育、胆汁代谢具有重要意义。母乳中还含有丰富的多不饱和脂肪酸和胆固醇，对婴儿神经发育具有不可替代的作用。母乳中的乳糖和寡糖，可以促进双歧杆菌生长，抑制肠道致病菌的繁殖，帮助婴儿建立健康的肠道菌群。母乳中矿物质含量适宜，生物利用率高，如钙磷比例为 2 ∶ 1，有利于钙吸收。同样，母乳中铁和锌也较容易吸收。母乳中维生素含量的多少受到乳母膳食摄入这些维生素的影响。一般情况下，

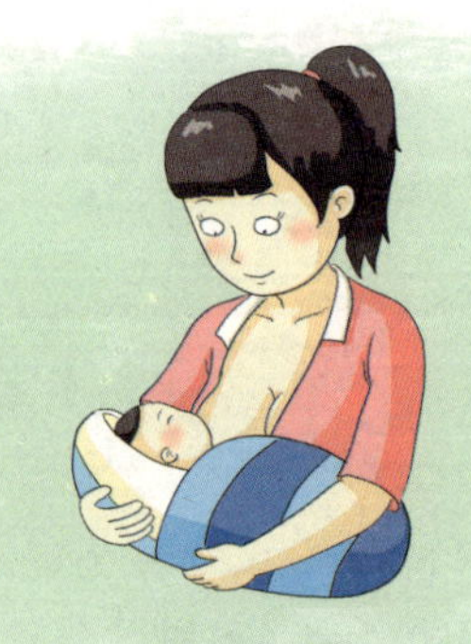

营养状况良好的乳母的乳汁可以为婴儿提供充足的维生素。除维生素 D 和维生素 K 以外，母乳可以满足生后 6 个月婴儿的能量和所有营养素的需要。

23. 母乳喂养有什么好处？母乳喂养到孩子多大？

世界卫生组织和联合国儿童基金会在 2000 年提出，婴儿出生后 6 个月内纯母乳喂养是最佳的喂养方式。纯母乳喂养可显著降低婴儿感染性疾病和死亡的发生风险，同时还可能降低儿童或成年期超重和肥胖的风险。母乳喂养儿成年后患高血压、心血管疾病等慢性病比例较低。

母乳喂养有利于增进母子感情，促进母体复原和婴儿健康。母乳喂养可促进母亲产后体重恢复到孕前状态，降低母亲 Ⅱ 型糖尿病、乳腺癌和卵巢癌的发病风险。在吸吮时，婴儿的面部肌肉得到了运动，能够促进脸部的正常发育。母乳喂养经济、安全又方便，不易发生过敏反应，有益于儿童的终身健康。和人工喂养相比，母乳喂养减少了使用喂奶器具带来的污染风险，可以避免婴儿因卫生问题造成的肠道感染。

0 ~ 6 月龄婴儿首选纯母乳喂养。从 6 月龄开始单靠母乳已不能满足婴儿营养需求，需要开始添加辅食，并坚持母乳喂养直到 2 岁（24 月龄）或更久。

所谓纯母乳喂养就是只给婴儿喂哺母乳，而不给其他任何液体和固体食物，包括不给水，但可以给婴儿补充一些营养素补充剂，例如维生素 D 等。母乳具有自动调节成分的特点，在夏季或孩子需要时会自动调节，可增加泌乳量，帮助婴儿补水解渴。如果宝宝看上去口渴，可以增加吸吮的次数，可以让孩子吃到更多的前奶（所含水分较多），保证及时补充水分和其他营养物质。如果妈妈乳汁分泌充足，营养和水分完全可以满足 6 个月以内婴儿新陈代谢的需要，纯母乳喂养的婴儿原则上就不需要喂水。此外，不提倡过早或过多给宝宝补水，是因为过多的水分会挤占宝宝胃容量，抑制吸吮能力。如果孩子因高热、大汗、呕吐、腹泻、母乳不足、盛夏频繁吸吮仍不能解决口渴等引起失水时，则另当别论。可以通过观察宝宝每天的排尿情况来判别是否缺水。一般而言，1 岁以下宝宝每天应该换 6 ~ 8 次尿布，年龄较大的宝宝每天应该排尿 4 ~ 5 次。当宝宝出现尿味重、颜色黄、便秘、嘴唇干裂、哭泣无泪的情况时，需要及时补水。

婴儿满 6 月龄后仍然可以从继续母乳喂养中获得能量以及各种营养素，还有抗体、母乳低聚糖等各种免疫保护因子。6 ~ 12 月龄婴幼儿继续母乳喂养可显著减少腹泻、中耳炎、肺炎等感染性疾病；继续母乳喂养还可减少婴幼儿食物过敏、特应性皮炎等过敏性疾病；此外，母乳喂养婴儿到成人期时，身高更高，而且肥胖及各种代谢性疾病明显减少。与此同时，继续母乳喂养还可增进母子间的情感连接，促进婴幼儿神经、心理发育。母乳喂养时间越长，母婴双方的获益越多。因此 6 ~ 12 月龄婴儿应继续母乳喂养，并可持续到 2 岁或以上。

为了保证能量及蛋白质、钙等重要营养素的供给，7 ~ 9 月龄婴儿每天进食的母乳量应不低于600毫升，每天应保证母乳喂养不少于4次；10～12月龄婴儿每天进食母乳量约600毫升，每天应母乳喂养4次。普通鲜奶、酸奶、奶酪等的蛋白质和矿物质含量远高于母乳，增加婴幼儿肾脏负担，故不宜喂给7～12月龄婴儿。普通豆奶粉、蛋白粉的营养成分不同于配方奶，也与鲜奶等奶制品有较大差异，不建议作为婴幼儿食品。对于母乳不足或不能母乳喂养的婴幼儿，满6月龄后需要以配方奶作为母乳的补充。

出生后第2年母乳仍然可以提供40%左右的能量和多种营养素，母乳仍然是多种营养素的重要来源。因此开始添加辅食后，仍应该坚持母乳喂养。13～24月龄幼儿每天进食母乳量约500毫升，每天母乳喂养不超过4次。对于已经断奶的幼儿，每日应给予不少于350毫升液态奶。满1周岁后的幼儿胃肠道发育逐渐完善，可以开始给予液态奶。但是不宜直接喂豆奶、成人奶粉或大豆蛋白粉等。婴幼儿配方奶粉强化了铁、维生素A等多种微量营养素，可以增加这些营养素的摄入。如果幼儿不能摄入适量的奶制品或没有条件饮用奶制品时，需要通过其他途径补充优质的蛋白质和钙。例如，100克左右鸡蛋（2个）所提供的优质蛋白质与350毫升液态奶相似。鸡蛋需经适当加工如蒸鸡蛋羹等给予幼儿。

因为母亲短暂外出或工作等原因不能亲自喂哺孩子，想要继续母乳喂养，又或者母乳过多时，均可以将母乳挤出，适当储存。母亲及看护人应掌握储奶的注意事项和喂哺方法。

储存母乳应注意以下几点：

（1）选择适宜的储奶用品：适宜冷冻、密封良好的奶瓶或专用的储奶袋等。

（2）挤奶前妈妈需用肥皂洗净双手，并将吸奶器及其配套奶瓶、储奶瓶等清洗干净并消毒。

（3）挤出的奶密封好后放入冰箱内冷藏或冷冻，冷藏时尽量不要放置在冰箱门上，尽可能往里面放，冰箱门经常开关，导致温度升高，有可能造成母乳变质。

（4）保存时限：室温下最长储存时间是 4 小时，冰箱冷藏室（4℃）最长为 48 小时，冰箱冷冻室（-20℃）最长为 3 个月。妈妈在保存母乳前要用可冻存的标记笔标注好日期以及毫升数等信息，尽可能地让婴儿食用新鲜的母乳。

（5）喂哺方法：将冷藏或冷冻的母乳用温水焐热至 40℃左右直接喂哺婴儿即可，切不可微波加热。

掌握正确的母乳喂养相关知识，坚定成功母乳喂养的信心，端正母乳喂养的态度，家庭成员的全力支持等，是实现成功母乳喂养的关键。全社会应该鼓励母乳喂养，支持母乳喂养，保护母乳喂养。

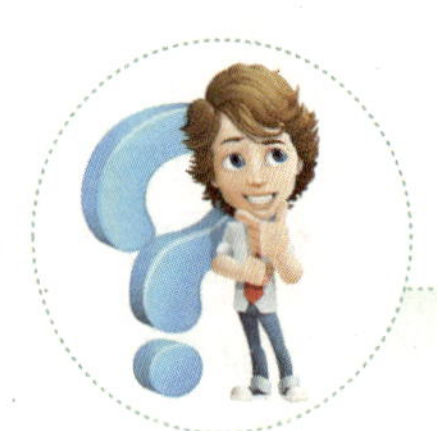

24. 什么是初乳？初乳有哪些营养？

初乳指分娩后 7 天内的乳汁。初乳颜色呈淡黄色或清亮，质地黏稠，量较少。初乳含有丰富的蛋白质、免疫活性物质、矿物质和类胡萝卜素等，为婴儿提供初次被动免疫，以抵抗出生后可能遇到的疾病。出生后最初几个月婴儿的免疫系统还没有发育成熟，初乳所提供的这些免疫活性物质有助于婴儿免疫系统的成熟，预防感染性疾病的发生。初乳可以促进胎便排出，减轻新生儿黄疸。初乳中的生长因子能够帮助肠道成熟。初乳中维生素 A 可以促进视觉发育，降低感染性疾病发生风险。初乳中蛋白质（包括免疫球蛋白）、脂溶性维生素、锌等的含量较高，而乳糖、脂肪和水溶性维生素含量较少。初乳对于婴儿十分珍贵，产后应尽早开奶，保证婴儿出生后第一口吃到的食物是母乳。

母亲分娩后，应尽早开奶，让婴儿开始吸吮乳头，获得初乳并进一步刺激泌乳、增加乳汁分泌。婴儿出生后第一口食物应是母乳，有利于预防婴儿过敏，并减轻新生儿黄疸、体重下降和低血糖的发生。此外，让婴儿尽早反复吸吮乳头，是确保成功纯母乳喂养的关键。婴儿出生时，体内具有一定的能量储备，可满足至少 3 天的代谢需求；开奶过程中不用担心新生儿饥饿，可密切关注婴儿体重，体重下降只要不超过出生体重的 7% 就应坚持纯母乳喂养。温馨环境、愉悦心情、精神鼓励、乳腺按摩等辅助因素，有助于顺利成功开奶。准备母乳喂养应从孕期开始。

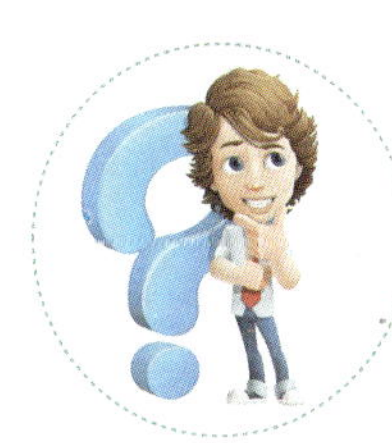

25. 纯母乳喂养的婴儿需要补充维生素 D、维生素 K 或钙吗？

纯母乳喂养的婴儿应适量补充维生素 D 和维生素 K。纯母乳喂养能满足婴儿骨骼生长对钙的需求，不需额外补钙。

母乳中维生素 D 含量较低（低于 80 国际单位 / 升）。日光照射是婴儿维生素 D 的主要来源。如果日光暴露少，出生后数天应开始给予口服维生素 D 补充，每日推荐摄入量为 10 微克（400 国际单位，IU）。因此纯母乳喂养儿也需要补充维生素 D。在日照良好的条件下，应尽量保证婴儿日光暴露 15 分钟到半个小时，但要避免日光暴晒或直射眼睛等敏感部位。需要注意：不能隔着玻璃晒太阳，玻璃会阻挡住大部分紫外线导致体内无法合成维生素 D。要让婴儿通过阳光照射获得足量维生素 D，需要做到以下几个方面：阳光充足，皮肤暴露范围足够，阳光暴露时间充足，并且不能隔着玻璃晒。显然这些要求受当地季节、居住地纬度、环境污染等条件的影响。同时需要防止暴露过强的日光照射，预防可能会对婴儿皮肤造成的损害。可以通过维生素 D 补充剂来满足婴儿维生素 D 需要，应该每天口服维生素 D 400 IU。

母乳中维生素 K 的含量较低。补充维生素 K 可以预防 0 ~ 6 月龄婴儿维生素 K 缺乏相关的出血性疾病。新生儿可给予维生素 K_1 1 毫克肌注或可采用出生后口服维生素 K_1 2 毫克，1 周和 1 个月时再分别口服 5 毫克，共三次。孕妇和乳母适当多食用富含维生素 K 的食物，有助于胎儿及婴儿从母体及母乳中获得更多的维生素 K。绿叶蔬菜富含维生素 K，此外还有酸奶酪、紫花苜蓿、蛋黄、红花油、大豆油、鱼肝油、海藻类等。合格的配方奶粉中添加了足量的维生素 K_1，使用婴儿配方奶粉喂养的混合喂养儿和人工喂养婴儿，一般不需要额外补充维生素 K。

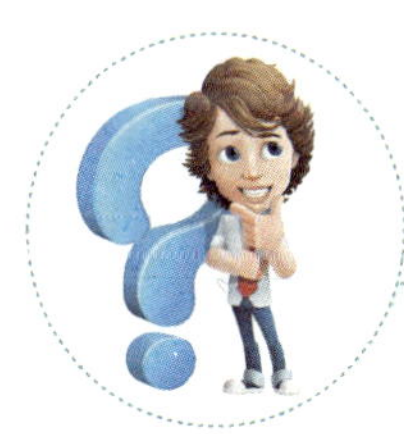

26. 不能用母乳喂养时，为什么人工喂养首选配方奶粉？

由于婴儿患有某些代谢性疾病、乳母患有某些传染性或精神性疾病，乳汁分泌不足或无乳汁分泌等原因，不能用纯母乳喂养婴儿时，建议首选适合于6月龄内婴儿的配方奶喂养，不宜直接用普通液态奶、成人奶粉、蛋白粉、豆奶粉等喂养婴儿。任何婴儿配方奶都不能与母乳相媲美，只能作为纯母乳喂养失败后无奈的选择。6月龄前放弃母乳喂养而选择婴儿配方奶，对婴儿的健康是不利的。不能用母乳喂养婴儿时需采用合适的母乳代用品来喂养婴儿。

除母乳外，其他动物乳如牛乳、羊乳、成人奶粉、蛋白粉、豆奶粉等食物存在不可避免的缺陷，不宜直接用来喂哺1岁以内的婴儿。以牛奶为例，牛奶中蛋白质含量显著高于母乳蛋白质含量，且蛋白质中酪蛋白与乳清蛋白的比例也不适合婴儿食用。牛奶中蛋白质容易引起婴儿过敏，可增加肠道出血的风险，使婴儿贫血发生概率增加，因此牛奶等不宜作为母乳代用品直接喂哺婴儿。

除母乳外，婴儿配方奶粉是较为适合0～6月龄婴儿营养需要和消化、代谢特点的婴儿食物，是根据营养学资料，经过一定配方设计和工艺处理而生产的一种食品，能基本满足6月龄内婴儿生长发育的营养需求。婴儿配方奶粉是根据母乳的部分特征，对动物乳成分进行改造，调整了其营养成分的构成和含量，添加了婴儿必需的多种微量营养素，使产品的性能、成分及营养素含量接近母乳。尽管在营养成分含量、结构和状态方面不能与母乳相媲美，但比普通液态奶、成人奶粉、蛋白粉、豆奶粉等更适应婴儿，是因各种原因而无法母乳喂养婴儿的首选。

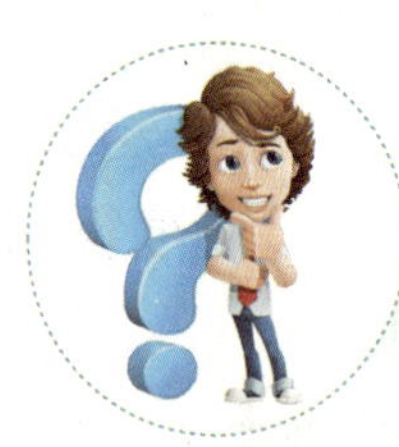

27. 婴儿配方食品有哪些种类？如何科学地喂养？

由于婴儿配方食品多为乳粉（再冲调为乳液喂养婴儿）或可直接喂养婴儿的液态乳，所以又常称为婴儿配方乳或婴儿配方奶。由于经过了一定的配方设计（食物成分调整和营养素强化），在婴儿喂养中，婴儿配方食品比普通牛羊乳或其他一般普通食品具备较强的优势。但必须强调的是，无论经过怎样的配方设计和先进研发，任何婴儿配方奶都不能与母乳相媲美。婴儿配方食品归根结底仍然是一种食品，对于得不到母乳喂养的婴儿，可以减少一些用牛羊乳或其他食品直接喂养婴儿的缺陷。

婴儿配方食品包括针对不同月龄婴儿的不同产品，家长在选购时应看清适宜食用的月龄段及说明等。婴儿配方食品根据适用对象不同主要分为以下几类：

（1）婴儿配方食品：适用于0～12月龄婴儿食用，作为母乳替代品其营养成分能满足 0 ~ 6 月龄正常婴儿的营养需要。

（2）较大婴儿和幼儿配方食品：适用于 6 月龄以后婴儿和幼儿食用，作为他们混合膳食中的组成部分。

（3）特殊医学用途配方食品：适用于生理上有特殊需要或患有代谢疾病的婴儿。例如为早产儿、先天性代谢缺陷儿（如苯丙酮酸尿症）设计的配方食品，为乳糖不耐受儿设计的无乳糖配方食品，为预防和治疗牛乳过敏儿设计的水解蛋白或其他不含牛奶蛋白的配方食品等。

人工喂养时，要避免污染，注意卫生。由于配方奶粉的营养丰富，极易发生微生物如细菌等的污染，所以喂哺配方粉的婴儿腹泻发生率较纯母乳喂养婴儿高。在冲调过程中既要保持清洁，又要防止营养素的破坏，需注意以下几点：

（1）选择清洁的餐具：奶瓶、奶嘴等需要清洗干净并消毒后使用。

（2）在冲配奶粉前，家长应用肥皂洗净双手。

（3）将冲配奶粉所用饮用水煮沸消毒，然后将开水晾至与体温相近（与手腕部内侧皮肤温度相近）。水温过高会破坏热不稳定营养素如维生素 C 等。

（4）冲配奶粉的量及用水量严格按照产品标签进行，浓度过高或过低均会影响婴儿的营养与健康。浓度过高会增加蛋白质、矿物质等的浓度从而加重肾脏负担和能量摄入过多导致过度喂养。浓度过低会引起营养不良。

（5）冲配好的奶粉不应该再次煮沸，会破坏营养素。也不应该在常温下放置超过 2 小时，避免微生物污染。

（6）奶瓶应选择容量较小的奶瓶，容量大的奶瓶可能会引起婴儿配方奶摄入增加。奶嘴的孔大小应以乳液能自由滴出而不流出的流速为宜。

（7）喂奶时持奶瓶的姿势要正确。将奶瓶倾斜使配方奶充满奶头，防止婴儿吸入过多空气而吐奶。

（8）注意婴儿吃饱的反应，如果婴儿吃饱后，不要强迫婴儿喝光奶瓶内的所有奶。如果强迫婴儿喝光所有奶，会引起过度喂养，会增加能量和各种营养素的摄入，进而增加超重和肥胖的风险。

（9）喂养的间隔为 4 小时左右，每天 7 ~ 8 次。喂养间隔时间是相对的，可根据婴儿具体情况进行调整。婴儿吃完奶后，将婴儿头部靠在妈妈的肩膀上，轻拍婴儿背部10余次，使其打嗝，防止吐奶。

28. 如何给婴儿添加辅食？

辅食是指适用于 6 月龄以上婴儿食用的糊状、固体或半固体食物以提供能量和营养素补充母乳不足。婴儿满 6 月龄时，胃肠道等消化器官已相对发育完善，可消化母乳以外的多样化食物。同时，婴儿的口腔运动功能，味觉、嗅觉、触觉等感知觉，以及心理、认知和行为能力也已准备好接受新的食物。此时开始添加辅食，不仅能满足婴儿的营养需求，也能满足其心理需求，并促进其感知觉、心理及认知和行为能力的发展。

婴儿满 6 月龄（出生 180 天）时是添加辅食的最佳时机。婴儿满 6 月龄后，纯母乳喂养已无法再提供足够的能量，还有铁、锌、磷、烟酸等关键营养素，因而必须在继续母乳喂养的基础上引入各种营养丰富的食物。在这一时期添加辅食也与婴儿的口腔运动能力，及其对不同口味、不同质地食物的接受能力相一致。

过早添加辅食，容易因婴儿消化系统不成熟而引发胃肠不适，进而导致喂养困难或增加感染、过敏等风险。过早添加辅食也是母乳喂养提前终止的重要原因，并且是儿童和成人期肥胖的重要风险因素。过早添加辅食还可能因进食时的不愉快经历，影响婴幼儿长期的进食行为。

过晚添加辅食，则增加婴幼儿蛋白质、铁、锌、碘、维生素 A 等缺乏的风险，进而导致营养不良以及缺铁性贫血等各种营养缺乏性疾病，并造成长期不可逆的不良影响。过晚添加辅食也可能造成喂养困难，增加食物过敏风险等。

少数婴儿可能由于疾病等各种特殊情况而需要提前或推迟添加辅食。这些婴儿必须在医生的指导下选择辅食添加时间，但一定不能早于满 4 月龄前，并在满 6 月龄后尽快添加。

7 ~ 12 月龄婴儿所需能量 1/3 ~ 1/2 来自辅食，婴幼儿来自辅食的铁更高达 99%。因而婴儿最先添加的辅食应该是富铁的泥糊状食物，如强化铁的婴儿米粉、肉泥等。在此基础上逐渐引入其他不同种类的食物以提供不同的营养素。

辅食添加的原则：每次只添加一种新食物，由少到多、由稀到稠、由细到粗，循序渐进。从一种富铁泥糊状食物开始，如强化铁的婴儿米粉、肉泥等，逐渐增加食物种类，逐渐过渡到半固体或固体食物，如烂面、肉末、碎菜、水果粒等。每引入一种新的食物应适应 2 ~ 3 天，密切观察是否出现呕吐、腹泻、皮疹等不良反应，适应一种食物后再添加其他新的食物。

添加辅食过渡期开始，母乳或婴儿配方奶仍然是主要的营养来源。喂辅食初期，不应该急于锐减奶量，应逐渐加入半固体或固体食物，同时逐渐减少奶的供应。辅食添加和制备时还应注意饮食卫生。

一直到 3 岁的婴幼儿膳食都应专门单独加工、烹制，并选用适合的烹调方式和加工方法。应将食物切碎煮烂，易于婴幼儿咀嚼、吞咽和消化，特别注意要完全去除皮、骨、刺、核等；大豆、花生米等硬果类食物，应先磨碎，制成泥糊浆等状态进食；烹调方式上，宜采用蒸、煮、炖、煨等烹调方式，不宜采用油炸、烤、烙等方式。口味以清淡为好，不应过咸，更不宜食辛辣刺激性食物，尽可能少用或不用含味精或鸡精、色素、糖精的调味品。婴幼儿食物加工过程中一定要保证卫生清洁、防止细菌污染。要注重花样品种的交替更换，以利于婴幼儿保持对进食的兴趣。

辅食制备应少糖、无盐、不加调味品。含糖高的辅食会增加其纯能量的供给，但其他营养素的摄入并没有随之增加，过多的能量摄入会影响婴儿食欲和进食量，进而可能引起其他营养素缺乏或超重肥胖的风险增加。婴幼儿的味觉正处于发育过程中，对外来调味品的刺激比较敏感，加调味品容易造成婴儿挑食或厌食。

婴幼儿饮食的咸淡口感不能以成人的标准来衡量，这是因为婴幼儿的肾脏和他们身体的其他器官一样，远远没有达到成熟阶段，所以他们没有能力充分排出血液中过多的钠，因而吃盐过多，肾脏很容易受到损害，并且这种损害是难以恢复的。吃的盐过多，还会引起体内的钾随尿液大量流失，而钾对人体的肌肉活动、心肌舒缩都有重要作用。钾流失太多，甚至会引起心脏肌肉极度衰弱而死。因此，婴幼儿不宜吃盐过多，也不要以成人口感来的咸淡来判断婴幼儿的口味。婴幼儿期的口味对成年期口味的影响很大。婴幼儿期常吃过咸的食物，容易养成嗜咸的膳食习惯。这种习惯可能会一直伴随婴幼儿到成年，从而增加患高血压的风险。

如果出现宝宝不吃辅食的情况，应密切观察婴儿是否对这种食物出现不良反应，在排除过敏、食用后不适等因素的前提下，变换辅食的形状、颜色以吸引婴儿注意力，少量多次进行尝试，或者更换同类食物尝试喂养。不要因为婴儿第一次的拒绝进食而放弃喂某种食物，应继续少量多次尝试，争取让孩子从小养成食物多样的习惯。辅食添加种类达到两种以上时，家长可将几种食物混合后喂哺婴儿，例如，可将谷类、肉类、蔬菜等制成糊状混合后喂哺婴儿，这样既能满足婴儿生长所需营养，同时在一定程度上避免了日后的挑食、偏食等。家长应鼓励进食，耐心喂养，但不要强迫孩子进食，尽量保证婴儿添加辅食种类的均衡性。

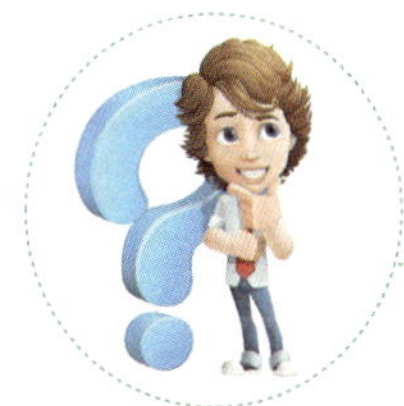

29. 如何培养婴幼儿健康的饮食习惯？

为培养婴幼儿良好的作息习惯，方便家庭生活，从开始添加辅食就应将辅食喂养安排在家人进餐的同时或相近时。婴幼儿的进餐时间应逐渐与家人一日三餐的进餐时间一致，并在两餐之间，即早餐和午餐、午餐和晚餐之间，以及睡前额外增加一次喂养。婴儿满 6 月龄后应尽量减少夜间喂养。一般 7 ~ 9 月龄婴儿每天辅食喂养 2 次，母乳喂养 4 ~ 6 次；10 ~ 12 月龄婴儿每天辅食喂养 2 ~ 3 次，母乳喂养 4 次。

尝试培养婴幼儿自主进食是其成长过程中的重要一步，需要反复尝试和练习。父母应有意识地利用婴幼儿感知觉，以及认知、行为和运动能力的发展，逐步训练和培养婴幼儿的自主进食能力。7 ~ 9 月龄婴儿喜欢抓握，喂养时可以让其抓握、玩弄小勺等餐具；10 ~ 12 月龄婴儿已经能捡起较小的物体，手眼协调熟练，可以尝试让其自己抓着香蕉、煮熟的土豆块或胡萝卜等自喂。在婴幼儿学习自主进食的过程中，父母应给予充分的鼓励，并保持耐心。不要在孩子进食时训斥孩子，提供轻松愉快的进食环境，鼓励婴儿接受不同种类的食物。不要让婴儿用奶瓶吸吮米糊，约

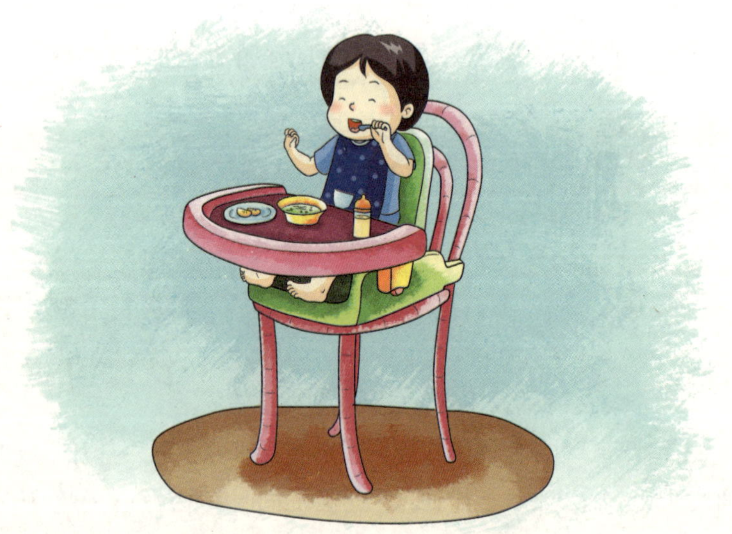

从 6 个月开始便应该鼓励婴儿用勺进食和用杯喝水。让婴儿自己决定吃多少，切勿强逼婴儿进食。规定进食的时间，让婴儿学习坐在桌前进食，切勿追着喂，尽量避免边吃边玩、边吃边看电视、玩手机等不健康的饮食行为。

1 ~ 3 岁幼儿的饮食安排要逐渐做到定时、适量、有规律的进餐，不随意改变进餐时间和进餐量；鼓励和安排孩子用自己的餐具进餐，减少和避免家长喂饭。与全家人同桌进餐，以利于幼儿日后能更好地接受家庭膳食，养成良好的膳食习惯。培养孩子集中精力进食，暂停其他活动（例如看电视、读书、讲故事等）；家长应以身作则，用良好的饮食习惯影响孩子，使孩子避免出现偏食、挑食的不良习惯。家长不应强迫孩子进食，更不应以奖励或惩罚等方式使孩子进食。需通过引导、鼓励、改变烹调方式和食物风味等使孩子接受多种多样的食物。

由于幼儿胃容量相对较小，牙齿还处在萌出过程中，为保证充足的能量和营养素的摄入，需要分多次进餐。除母乳外，1 ~ 3 岁幼儿饮食要一日 5 餐（三餐两点），即一天进主餐三次，上下午两主餐之间各安排以奶类、水果和其他稀软面食为内容的加餐，晚饭后也可加餐或零食，但睡前应忌食甜食，以预防龋齿。如条件不允许的话，至少应保证一日 4 餐。各餐之间的间隔应均匀，一般以 2 ~ 3 小时为宜，最长不超过 4 小时。母乳喂养应该间隔进行。

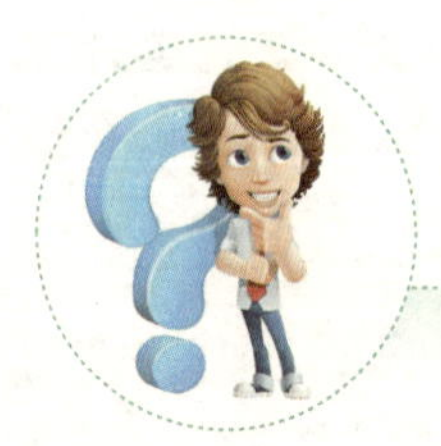

30. 如何安排 1 ~ 3 岁幼儿的饮食?

由于 1 ~ 3 岁幼儿的胃肠功能还没有完全成熟，一般通过增加餐次来满足其营养需求。除母乳外，每日需安排三餐两点，至少应保证 4 餐，每 2 ~ 3 小时进餐一次。从生理和心理发育角度，1 岁以后的儿童需要开始接触多种食物，学习进食，锻炼咀嚼功能。除奶类以外，每日膳食最好包括四大类食物：粮谷薯类、蔬菜和水果类、动物类食物（肉、蛋、鱼虾类）和植物油。各类食物之间应该按一定比例搭配，粮谷、蔬菜、水果和动物性食物搭配比例相近，并给予适量的植物油。各餐之间的能量分配应恰当，保证 30% ~ 50% 的蛋白质为优质蛋白质，多给深色蔬菜和水果。幼儿自己决定吃多少，避免家长强迫进食。根据幼儿的牙齿发育情况，适时增加细、软、碎、烂的食物，种类不断丰富，数量不断增加，逐渐过渡到多种多样食物。

1 ~ 3 岁幼儿可以吃点粗粮。在糙米和小麦加工过程中去除部分谷胚、谷皮及内胚乳，造成一部分营养成分（脂肪、蛋白质、维生素 B_1 和矿物质等）丢失，所以粗粮营养成分的含量较细粮高。此外，杂粮如小米、玉米、高粱米等也属于粗粮，其营养成分也各有所长。如小米含铁和维生素 B_1 较高。粗粮有清洁体内环境，预防幼儿肥胖，保护心血管，维护牙齿健康等好处。但是幼儿食用的粗粮应该注意适量，粗粮细作，把粗粮磨成面粉、压成泥、熬成粥或与其他食物混合加工，以保证幼儿摄入的营养均衡，保证幼儿健康的发育。

安排 1～3 岁幼儿的饮食时要安排一些鱼虾类食物。同多数禽畜肉类似，鱼类的蛋白质含量较高。鱼类蛋白质中各种必需氨基酸的含量丰富，构成合理，利于消化和吸收，是仅次于奶和蛋的优质蛋白质。鱼蛋白质的生物学价值高于绝大多数植物来源的蛋白质。鱼类的脂肪含量不高，但含有丰富的多不饱和脂肪酸（如 DHA 和 EPA）。DHA 是大脑中含量较高的多不饱和脂肪酸，参与婴幼儿大脑和视觉的发育。鱼类同时也含有丰富的维生素和矿物质。鱼肝油中含有大量的维生素 D，是自然界中食物维生素 D 的重要来源。此外鱼还含有丰富的维生素 B_2、烟酸、钙和磷等。同时鱼中的铁和锌的生物利用率也明显高于植物来源的铁和锌。适当多吃些鱼虾类食物，有助于满足幼儿这些营养素需求，促进其健康成长。

1～3 岁幼儿要适当吃些动物内脏。动物内脏特别是肝脏含有丰富的蛋白质、维生素和矿物质。肝脏的蛋白质含量与动物肌肉相近或更高，每 100 克肝脏约含 21 克蛋白质。肝脏中维生素 A 含量非常高，所以在传统医学中肝有明目的功效。每 100 克猪肝中的维生素 A 含量约为 6 500 微克，大约 6 克猪肝就可以满足幼儿一天的维生素 A 需求。动物肝脏中维生素 B_1 的含量也很丰富，每 100 克猪肝约含有 2 毫克维生素 B_1。动物肝脏中铁的含量非常高，生物利用率高，每 100 克猪肝中铁的含量为 25 毫克。幼儿期铁需要量非常大，只有经常食用肝或血才能从天然食物中满足其铁需要。每周食用一次猪肝有助于婴儿视力、智力的发育和预防贫血。

水果和蔬菜是 1 ~ 3 岁幼儿膳食中的重要组成部分，其含有丰富的维生素（维生素 C、类胡萝卜素、维生素 B_2 等）和矿物质（如钾、钠、钙和镁等）。另外水果和蔬菜中含有丰富的膳食纤维、果胶和有机酸。维生素 C 和有机酸可以促进膳食中铁的吸收，预防铁缺乏。类胡萝卜素在体内可以转化为维生素 A。维生素C和类胡萝卜素同时又是抗氧化剂,可以降低机体氧化损伤。膳食纤维可以刺激肠道蠕动，促进消化液的分泌，进而增进食欲和帮助消化。深色水果和蔬菜（如菠菜、西兰花、胡萝卜、西红柿、橘、橙等）所含的维生素 C、类胡萝卜素等较浅色水果和蔬菜（黄瓜、茄子、草莓、苹果等）高。幼儿期养成进食蔬菜和水果的良好习惯，为培养成年期合理膳食奠定基础。

水是人体必需的营养素，是人体结构、代谢和功能所必需的成分。幼儿新陈代谢相对高于成人，对能量和各种营养素的需要量也相对更多，对水的需要量也更高。1 ~ 3 岁幼儿每日每公斤体重约需水 125 毫升，一天总需水量为 1 250 毫升。

同时，家长要认识到超重或肥胖不是健康的表现，更不是追求和培养的目标。家长需要定期监测幼儿生长发育状况，通过与生长参考标准相比，判断幼儿生长速度是否过快，是否超重或肥胖。家长通过培养儿童健康的饮食行为和生活习惯预防摄入过多能量。坚持母乳喂养，避免高蛋白质配方食品的摄入。减少纯能量食物（如糖果、含糖饮料等）或高能量食物（如油炸食物等）的摄入。避免以这些食物作为奖励，增加蔬菜和水果的摄入。养成良好的身体活动习惯，减少静坐时间（如看电视、玩电脑等），增加户外运动，以增加能量的消耗。对于运动和膳食不能控制的肥胖，需要寻求医生帮助以排除病理性因素所引起的肥胖。

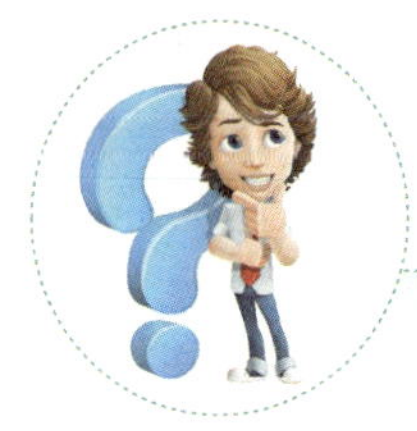

31. 如何合理安排幼儿的零食？

正确选择零食种类，合理安排零食进食时间，既可增加儿童对饮食的兴趣，有利于能量补充，又可以避免影响主餐食欲和进食量。零食的量应尽可能少，避免能量摄入过多。应当有规律给予零食，避免正餐前给予零食，从而影响正餐摄入。避免临睡前给予甜点类零食以减少龋齿的发生。

零食应以水果、乳制品等营养丰富的食物为主，水果的有机酸可增进食欲，促进消化吸收。乳制品含有优质蛋白质和钙。坚果类含有丰富的必需脂肪酸、B 族维生素和锌等，这些营养素均为幼儿生长发育所必需。但坚果类零食易吸入气管，引起窒息，所以应选择加工成糊状或膏状的坚果类食物。应控制纯能量类零食的食用量，如糖果、碳酸饮料、冷饮等含糖高的食物以及果冻。

对幼儿来说，水果的食用没有什么特殊的禁忌。比如饭前吃水果，只要不是特别酸涩的水果都是可以食用的。在进餐前，让幼儿吃些含有水果的食物，把水果当成菜肴的原料，或者作为餐后甜点少量食用，都是没有问题的。但需要注意的是，如果用水果替代部分蔬菜给幼儿食用，需要注意控制一餐当中的总能量，因为水果比蔬菜的能量高一些。同时，幼儿的肠胃比较敏感，如果餐后吃水果应以常温为宜。在两餐之间用水果代替饼干、蛋糕之类的点心和甜饮料给幼儿吃，也是非常健康的选择。因为，新鲜水果的健康益处，实在远远高于这些甜食。尽可能给幼儿新鲜水果，水果罐头在加工过程中大部分维生素 C 已被破坏。其实，对于幼儿来说，只要遵循食物总能量不超标的基础，如果想吃水果就可以吃，只是家长要在水果的选择上多考虑深色水果。

坚果中含有丰富的必需脂肪酸（如亚油酸），是细胞膜的重要组成物质。同时还含有丰富的 B 族维生素和锌。锌具有多种生理功能如免疫功能、蛋白质的合成等，锌缺乏可以增加感染性疾病的发生，使幼儿生长发育受限。一般来说，3 岁之前的幼儿不宜直接食用坚果类食品，这是因为坚果质地坚硬，幼儿不易嚼碎，也不易消化。坚果一般体积小，一不注意就有可能吸入气管，引起呼吸困难甚至窒息。给 2 岁前的幼儿吃坚果类食物可以把坚果炒熟碾成粉，放进粥里或糊里。2 ~ 3 岁的幼儿，则可以把花生、板栗等去壳、煮烂、捣碎了吃。

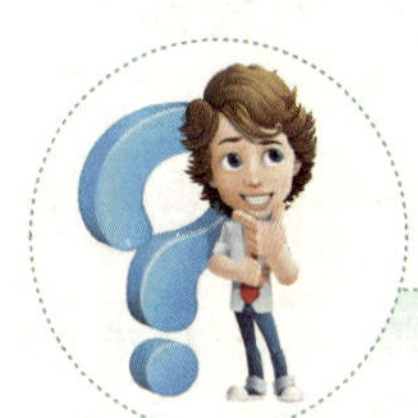

32. 幼儿拒食、挑食怎么办?

遇到孩子拒食和挑食，父母应首先正确认识到，幼儿的饮食喂养，既要有科学性，又要根据生活习惯灵活掌握。可以参考以下建议：①父母做饭时，可以考虑孩子的爱好，孩子通常喜欢吃味道温和、无刺激性、不过烫过凉、色彩丰富、柔软易嚼的食物。②对于孩子不喜欢吃而又富有营养必须食用的食物，需精心烹调，尽量做到色、香、味俱佳，可将其添入他们喜欢吃的食物中，使之逐步适应。③增加孩子的运动量，运动会加速能量消耗、促进新陈代谢、增强食欲。④吃饭前一小时不要给孩子吃零食，可在饭前给孩子一小碗汤来增进食欲。

再有，家长应以身作则，不偏食、不挑食，要带着孩子吃，吃饭时总要对每种食物表现出很香、很满意的神色，从而使孩子因羡慕而积极地效仿。在任何情况下，家长切忌在孩子进餐时恐吓、责骂或以其他方式惩罚孩子，影响其食欲。要善于营造快乐的就餐气氛，使孩子心情愉快，乐于进食。

许多孩子偏爱吃点心、零食，等到了正餐时间又吃不下去。古语说：“饥不择食”，饥饿时对过去不太喜欢吃的食物也会觉得味道不错，所以对正餐前的点心和零食的给予要严加控制。

合理安排骑小自行车、玩球、跑步比赛等户外活动，以消耗其能量，促进其食欲。同时禁止孩子刚刚做完剧烈运动后进食，因为此时是没有食欲的，要让他们洗洗手，安静休息一会儿再吃饭。及时预防治疗幼儿的龋齿、寄生虫病及其他疾病。疾病状态也可能改变嗜好，容易引起偏食。

烹调品种要多样，各类食物之间轮换着吃，应使菜肴色、香、味俱佳。鼓励孩子尝试新鲜食物，坚持给予孩子这种食物，孩子逐渐就会接受这种食物。

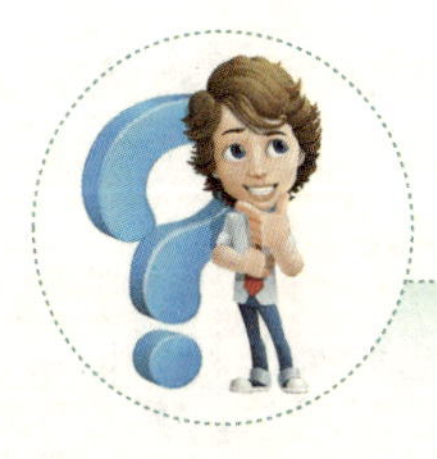

33. 如何安排 3 ~ 5 岁儿童的饮食?

3 ~ 5 岁儿童的膳食是从婴幼儿膳食逐渐过渡到成人膳食的过程。同成人一样，儿童膳食需由多种多样的食物组成。各种食物所含的营养成分不完全相同，任何一种天然食物都不能提供人体所必需的全部营养素。儿童的膳食必须是由多种食物组成的平衡膳食，才能满足其各种营养素的需要，因而提倡广泛食用多种食物。谷类食物是人体能量的主要来源，也是我国传统膳食的主体。3 ~ 5 岁儿童的膳食也应该以谷类食物为主食，并适当注意粗细粮的合理搭配。

适当多吃蔬菜和水果。蔬菜和水果所含的营养成分并不完全相同，不能相互替代。在制备儿童膳食时，应注意将蔬菜切小、切细以利于儿童咀嚼和吞咽，同时还要注重蔬菜水果的品种、颜色和口味的变化，以培养儿童爱吃蔬菜水果的兴趣。减少甚至避免高盐、高糖腌制蔬菜和水果。儿童膳食中尽量选择新鲜水果，果汁不能代替水果。每日吃适量的动物性食物，鼓励儿童每天喝奶，注意饮食卫生，加强身体活动，定期监测生长发育状况，避免超重肥胖。

特别注意，每日吃适量的动物性食物对孩子是有益的，但不能无节制地吃。鱼、禽、蛋、瘦肉等动物性食物是优质蛋白质、维生素A和维生素D，铁、锌等矿物质以及长链多不饱和脂肪酸的良好来源。建议多采用煮、蒸、炖、烧、煨等烹调方法，不用腌制、烧烤、油炸等方法加工这些动物性食物。菜品应荤素搭配，长期过量食用饱和脂肪可能会增加能量摄入超标，不利于健康。3～5岁儿童每天吃鱼虾类食物和畜禽肉类食物各1两（50克）左右即可。

鼓励儿童每天喝奶。最好每天饮用300～400毫升鲜牛奶、酸奶或者相当量的奶粉等。奶类营养成分齐全、易消化吸收、营养价值很高，是优质蛋白质和钙的最佳来源，维生素A、维生素B_2的含量也非常丰富。3～5岁儿童生长发育迅速，蛋白质和钙的需要量高，奶和奶制品是满足这些营养需求的最理想食物。大豆也是蛋白质的良好来源，还富含不饱和脂肪酸、钙及维生素B_1、维生素B_2、烟酸等，建议常吃大豆及其制品。

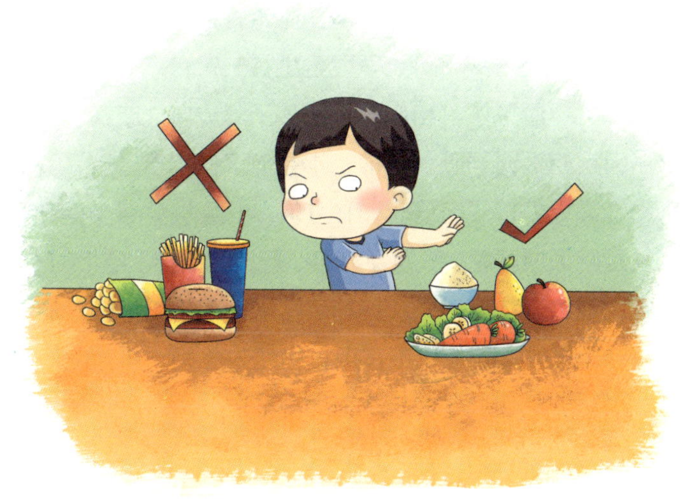

对于乳糖不耐受的儿童，可以采取以下对策：①改吃低乳糖奶制品或酸奶；②可用少量多次饮奶的方式，逐渐加大饮奶量；③先吃主食，避免空腹饮奶；④饮奶前服用乳糖酶。酸奶是以鲜牛奶为原料，加入乳酸杆菌发酵而成，牛奶中原含有的乳糖经发酵后被转变成乳酸，易于消化，具有甜酸风味，其营养成分与鲜奶相同，尤其对乳糖不耐受的儿童更为适宜。

34. 如何培养 3 ~ 5 岁儿童良好的饮食习惯？

轻松、愉快和温馨的进餐环境，避免餐桌上争论，有助于培养良好的饮食习惯。父母每天争取至少有一餐和孩子共进，家长在食物选择上要避免挑食和偏食。让孩子养成自己吃饭的习惯，容忍孩子自己吃饭时弄脏，让孩子学会自己使用筷、匙，既增加进食兴趣，又培养孩子自信心和独立性。儿童饭菜要少盛勤添，既增加儿童吃饭成就感，又避免剩菜、剩饭的习惯。吃饭时专心，不边看电视或边玩边吃；吃饭应细嚼慢咽，但也不能拖延时间，最好能在 30 分钟内吃完；不宜用食物作为奖励。不要强迫孩子吃某种不爱吃的食物；允许孩子在合理范围内选择食物，调动其选择食物的积极性。

合理安排儿童饮食，一日三餐加 1 ~ 2 次点心，定时、定点、定量用餐；经常变换食物花样、调整口味；烹调加工食物时，应尽可能保持食物的原汁原味，清淡、少盐、少油脂，少用辛辣等刺激性调味品，让儿童养成对食物天然味道的喜爱，有利于避免偏食和挑食。

合理提供零食。一日三餐两点之外添加的食物属于零食，用以补充能量和营养素。正确认识和合理选择零食，注意零食的品种、数量和进食时机。儿童零食最好选用乳制品、水果、蛋类及坚果类食品等；少选用油炸食品、膨化食品、糖果、甜点等。选择新鲜、天然、易消化的零食。给儿童零食的量应以不影响正餐为宜，多在两餐中间给，如下一餐前 2 小时左右给。正餐前一小时和睡前半小时内不宜吃零食。儿童饮料以白开水最好，一般每日饮水量至少为 800 毫升，少喝、最好不喝含糖饮料。

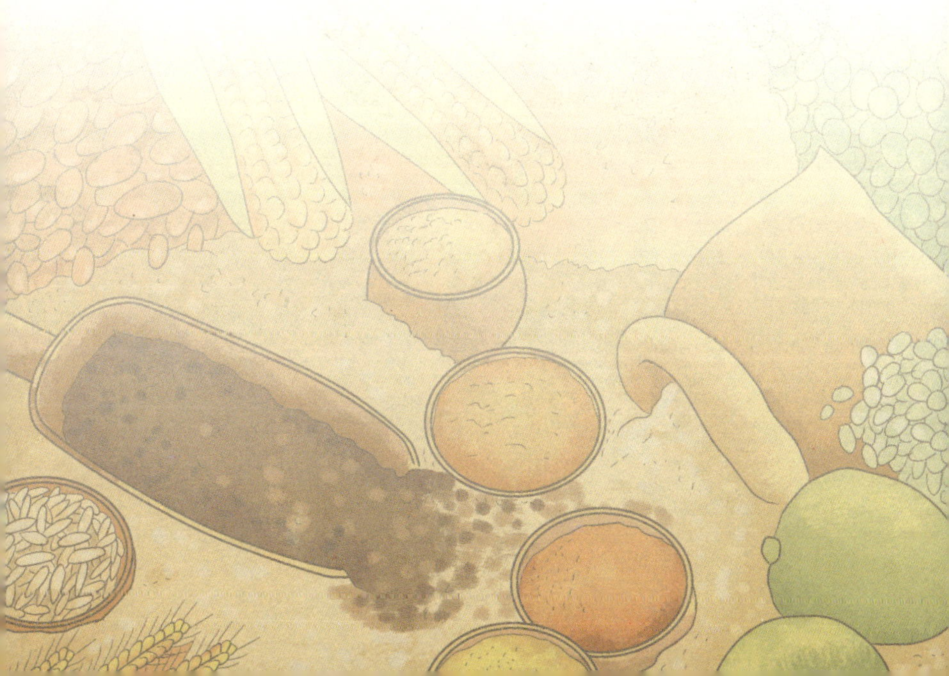

第三章

中小学生营养

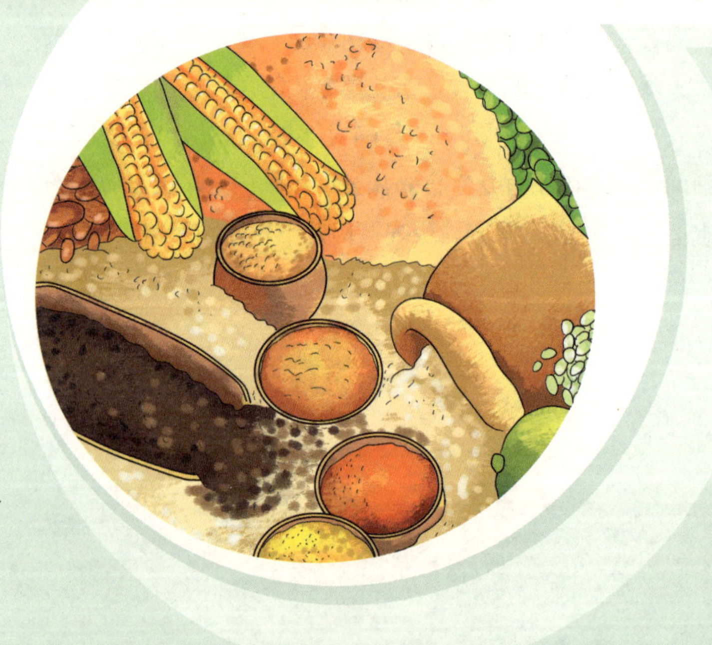

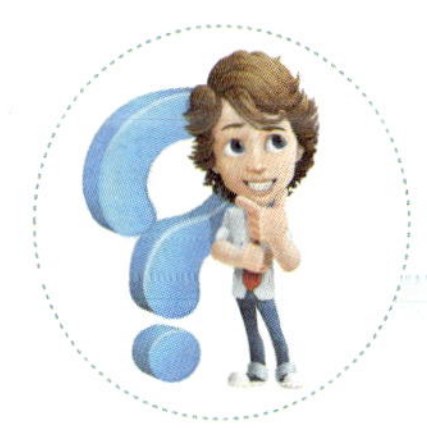

35. 中小学生的生长发育特点是什么?

中小学时期是人体生长发育的关键时期，儿童生长发育是一个动态的、连续的、复杂的过程，这个过程伴随各个器官功能的成熟，形成不同的发育阶段，呈现各阶段特有的发育特征。

影响生长发育的因素很多，有先天性遗传因素，也有后天的因素，如营养、运动、睡眠、情绪、生活方式、疾病、环境等。

（1）遗传：如父母的身高、皮肤的颜色对子女都有一定程度的影响；

（2）营养：合理的膳食营养对正常发育至关重要；

（3）运动：多运动可以促进新陈代谢、消化吸收和血液循环，有利于生长发育；

（4）睡眠：儿童入睡后，脑垂体可以分泌生长激素，促进生长发育；如果睡眠不足，生长激素分泌减少，就会影响生长发育；

（5）精神因素：研究表明平时得不到关爱的儿童，体内生长激素的分泌较少，身高会低于其他儿童；

（6）疾病：长期患消化系统疾病、呼吸道感染、内分泌系统疾病对儿童生长发育有不利影响；

（7）其他：如不吸烟、不饮酒都会促进儿童的健康成长。

青春期是儿童向成人发育的过渡时期，是生长发育非常重要的一个时期。青春期开始的特征一般从男生开始长胡须、阴毛、腋毛，女生开始乳房、阴毛和腋毛的发育，进而生殖器官基本发育成熟，直到身高停止增长。儿童的生长速度突然加快，主要表现为身高增长和体重增加明显，通常提示开始进入青春期。男生一般在 11 ~ 13 岁进入青春期，身高每年可增长 5 ~ 7 厘米，最高可达 10 ~ 12 厘米；女生一般在 9 ~ 11 岁进入青春期，每年可增长 5 ~ 7 厘米，最高可达 9 ~ 10 厘米。生长突增后，身高生长速度减慢至青春期前的水平，持续约 1 年后生长速度减慢至每年增长 1 ~ 2 厘米，直至身高增长停止。青春期的各项发育指标突飞猛进，是决定体格、体质和智力水平的关键时期。

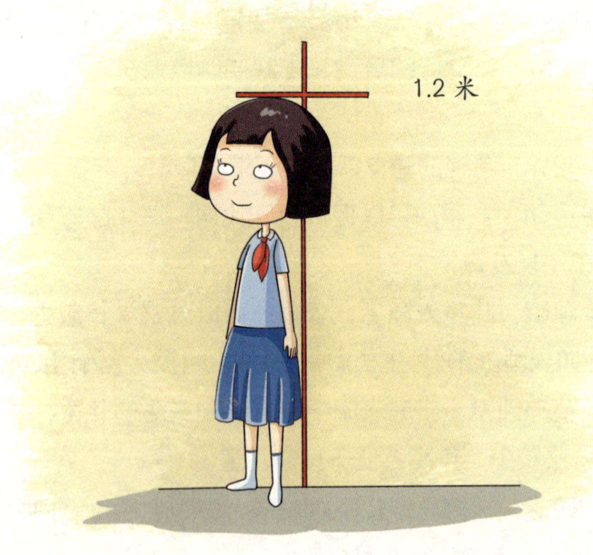

儿童青少年如果在生长发育阶段出现营养不良或身患疾病，可能会导致身高、体重低于同龄儿童。随着营养的充分补充和疾

病的痊愈，就会以超过同龄伙伴的正常速度迅速恢复生长，这种现象被称为“赶上生长”。有的同学认为，一时的营养不良没关系，以后再补上就可以了，这种想法是错误的！“赶上生长”只有在生长发育期才会出现，如果错过生长发育的关键期，以后补充再多的营养也无法获得“赶上生长”。

另外，儿童时期也是性格、行为习惯养成和发展的关键时期，这个时期养成的饮食习惯会对一生的健康带来影响。如果一个人在童年时期习惯吃咸的，那么长大后的口味还是偏咸，就容易引发高血压等慢性病；如果童年时期不喜欢喝牛奶，不但会影响身高的增长，老年后还容易发生骨折。因此，儿童时期要养成健康的饮食习惯，合理膳食，这将对一生的健康产生深远影响。

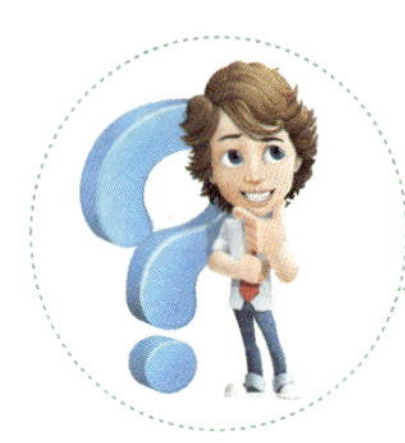

36. 中小学儿童如何合理安排一日三餐？

中小学生的消化系统结构和功能还处于发育阶段，日常在安排三餐时应做到有规律，时间相对固定，并且定时定量，不能饥一顿、饱一顿。一般情况下，早餐可安排在 6:30 ~ 8:30，午餐安排在 11:30 ~ 13:30，晚餐安排在 18:00 ~ 20:00 进行为宜。三餐之间间隔 4 ~ 5 个小时，每次进餐时间 20 ~ 30 分钟为宜，不宜过短，也不宜过长。进餐时间太短不利于食物的消化，引起肠胃不适；进餐时间过长则容易不断地摄取食物，容易引起食物过量。另外，餐后半小时到一小时再开始学习和身体活动，每次身体活动后也至少休息 10 ~ 20 分钟再进餐。

一日三餐的食物量也应该进行合理的分配。通常情况下，早餐提供的能量应占全天总能量的 25% ~ 30%，午餐应占 30% ~ 40%，晚餐应占 30% ~ 40%。其中，吃好早餐是儿童完成一天学习和生活的重要保证，因此一定要做到天天吃早餐，并保证早餐的营养充足。午餐在一天中起承上启下的作用，要吃饱吃好。晚餐要适量。儿童的胃容量小、体内储存的能量少，容易感到疲劳和饥饿，可以选择课间加餐，但是所提供的能量不宜超过每日总能量的 10%。

儿童的一日三餐应做到饮食多样化，并保证食物种类齐全。一是要有一定量的粮谷类，如米、面等，提供能量。二是富含蛋白质的动物性食物，如鱼禽肉蛋、奶类，供应优质蛋白质及丰富的钙，既保证生长发育需要，又能防止血糖过快下降诱发的饥饿感。三是一定量的蔬菜水果，富含维生素、矿物质和膳食纤维，促进新陈代谢。还要做到天天喝奶，少吃含能量、脂肪、食盐或添加糖高的食品或饮料。不要用糕点、甜食或零食代替正餐；也不要用水果代替蔬菜或蔬菜代替水果；不要用果汁代替水果。儿童各类食物的每日建议摄入量见下表。

学龄儿童各类食物建议摄入量　单位：克 /（人·日）

食物种类	7 ~ 10 岁	11 ~ 13 岁	14 ~ 17 岁
谷类	150 ~ 200	225 ~ 250	250 ~ 300
全谷物和杂豆	30 ~ 70	30 ~ 70	50 ~ 100
薯类	25 ~ 50	25 ~ 50	50 ~ 100
蔬菜类	300	400 ~ 450	450 ~ 500
水果类	150 ~ 200	200 ~ 300	300 ~ 350

续 表

食物种类	7 ~ 10岁	11 ~ 13岁	14 ~ 17岁
畜禽肉	40	50	50 ~ 75
水产品	40	50	50 ~ 75
蛋类	25 ~ 40	40~50	50
奶及奶制品	300	300	300
大豆	105	105	105 ~ 175
坚果	—	50 ~ 70	50 ~ 70

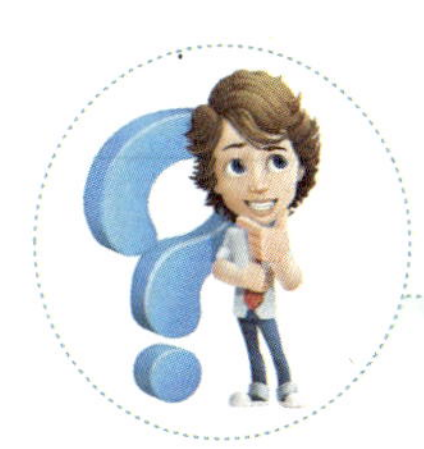

37. 为什么吃好早餐最重要?

俗话说“一年之计在于春，一日之计在于晨”，吃饭也是如此。早餐作为一天的第一餐，是一天中能量和营养素的重要来源，也是上午工作和学习的重要保障。应该养成吃早餐的好习惯，不吃早餐，会影响儿童的健康和学习:

（1）引起能量及营养素摄入不足:不吃早餐导致的营养素摄入不足很难从午餐和晚餐中得到充分补充，长期不吃早餐会引起营养素缺乏，如营养不良、缺铁性贫血等。

（2）降低上午的工作或学习效率，影响成绩:早餐距离前一天晚餐的时间最长，体内储存的糖原都已消耗殆尽，如果不吃早餐，不能及时补充能量，会使大脑缺乏动力，造成儿童精力不集中、反应迟钝、易疲劳等，影响学习效率。

（3）导致肥胖：很多人认为不吃早餐可以减肥，其实正好相反。不吃早餐的儿童更容易饿，吃午餐时会狼吞虎咽，不知不觉吃下去过多的食物，这时摄入过多的能量在体内转化成脂肪，长期下去会引起肥胖。

（4）引起胃炎、胆结石：长期不吃早餐，空腹时间过长，胃酸会刺激胃黏膜而导致胃炎，同时胆汁在胆囊内贮存时间过久，会引起胆结石等消化系统疾病，从而影响身体健康。

每天吃早餐，要保证早餐的种类多样、搭配合理、营养充足。可以结合本地饮食习惯，丰富早餐品种，保证早餐营养质量。一顿营养充足的早餐至少应包括以下三类及以上食物：

（1）谷薯类：谷类及薯类食物，如馒头、包子、豆包、面条、花卷、面包、米饭、米粉、米粥、玉米粥、红薯、马铃薯等。

（2）肉蛋类：鱼禽肉蛋等食物，如蛋类、猪肉、牛肉、鸡肉等。

（3）奶豆类：奶类及其制品、豆类及其制品，如牛奶、酸奶、豆浆、豆腐脑等。

（4）果蔬类：新鲜蔬菜水果，如菠菜、西红柿、黄瓜、苹果、梨、香蕉等。

我们日常生活中，可能会觉得早餐吃四类食物比较困难，实际上只要稍微用心就能达到。比如中餐的白菜猪肉包子加豆浆，西餐的鸡蛋生菜三明治加牛奶等，大家可以根据自己当地的饮食特色进行调整。如果不能保证每顿早餐能吃到四类食物，至少应保证三类。

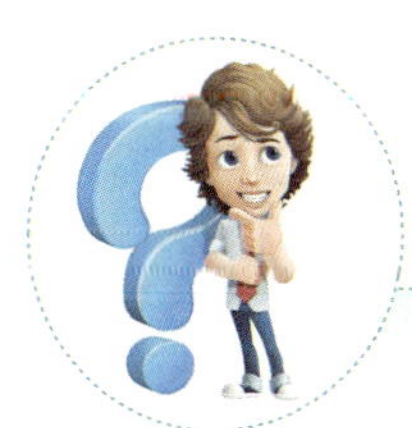

38. 中小学生如何正确选择零食？

零食是指一日三餐之外所吃的各种食物，除了白开水。零食可以提供一定的能量和营养素，有时候还可以缓解紧张情绪，因此我们可以合理有度地吃健康的零食，作为正餐的补充。

吃零食要遵循以下原则：

首先，要选择卫生、营养丰富的食物做零食。中小学生正在长身体的关键时期，能量的需求比较高，如果三餐能量和营养素不足，可以选择一些营养价值高的零食。

水果和能生吃的新鲜蔬菜含有丰富的维生素、矿物质和膳食纤维，如黄瓜、西红柿、苹果、梨、草莓、橘子、猕猴桃、葡萄等。

奶类、大豆及其制品可以提供丰富的蛋白质和钙，如鲜牛奶、酸奶、豆浆、豆腐干等。

坚果，如花生、瓜子、开心果、腰果、核桃、榛子等富含蛋白质、多不饱和脂肪酸、矿物质和维生素 E。

谷类和薯类，如全麦面包、麦片、煮红薯等也可以做零食。

还有一些零食如怪味豆、牛肉干、海苔、果脯等，是经过加工而成的，原有的营养成分有所破坏，并且加入了一些食品添加剂等，因此，这些零食可以偶尔食用。但是一些油炸、高盐或高糖的食品，如炸薯条、蜜饯、膨化食品、水果罐头、话梅等都是非常不健康的零食，应当少吃或不吃。

第二，吃零食的量不能太多。以不影响正餐为宜，而且应该尽量选择能量较低的食物，不能用零食代替正餐。

第三，吃零食要选择合适的时间。吃饭前、后 30 分钟内不宜吃零食，否则会影响正餐的食欲；看电视时也不要吃零食，也不要边玩耍边吃零食，睡觉前 30 分钟不吃零食。

最后，经常吃含糖零食，发生龋齿的机会就越大。因此，要减少吃零食次数并注意口腔清洁，养成早晚刷牙、吃零食后漱口和睡前不吃零食的习惯。

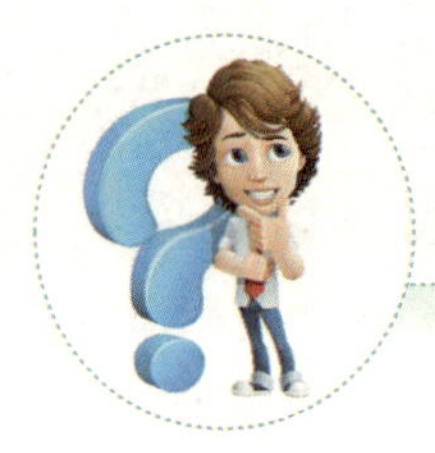

39. 白开水是孩子最好的饮品吗？

现在市面上的饮料种类琳琅满目，有茶饮料、乳饮料、运动饮料、碳酸饮料等，有的主打口感，有的主打功能，过度的包装和广告宣传常常让人难以抉择。其实对于儿童来说，只有白开水才是最好、最应该喝的饮品。

白开水不仅解渴，还最容易被身体吸收，可以促进新陈代谢，调节体温。而市面上各类饮料的主要成分虽然是水，但绝大多数都添加糖，还有色素、香精、防腐剂等物质。许多科学研究表明，常喝这些饮料，会影响儿童的健康，不但会引起肥胖、干扰记忆，还会影响骨骼的发育、食物消化吸收，并容易患上龋齿。一听含

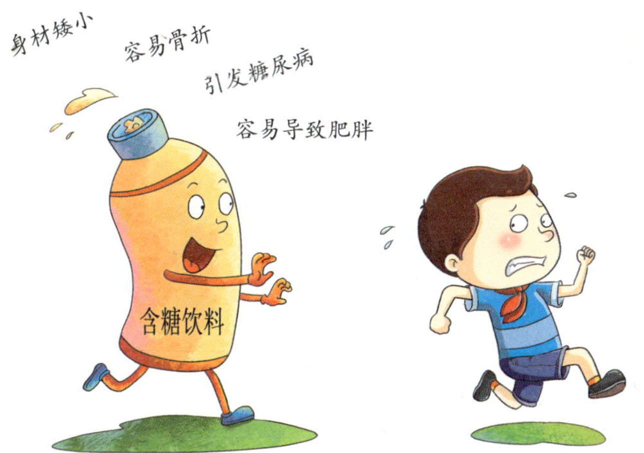

糖饮料（330 毫升）所含的能量约为 150 千卡，一个 50 千克的儿童，需要跑步约 30 分钟，或大步走 75 分钟，才能消耗掉这些能量。因此建议儿童不喝或少喝含糖饮料，更不能以饮料代替水，白开水才是最佳选择。

除日常饮食外，儿童每天应该喝 1 200 ~ 1 400 毫升的水，6 ~ 7 杯，以补充日常活动和体内代谢的消耗。建议 6 岁儿童每天饮水 800 毫升；7 ~ 10 岁儿童每天饮水 1 000 毫升；11 ~ 13 岁男生每天饮水 1 300 毫升，女生每天饮水 1 100 毫升；14 ~ 17 岁男生每天饮水 1 400 毫升，女生每天饮水 1 200 毫升。在天气炎热或出汗较多时应适量增加饮水量。

通常情况下，大家都习惯渴了才喝水。其实，当感到口渴时表明此时身体已经缺水。所以儿童在平时就要注意补充水分，少量多次，每节课课间都喝一次水，每次 100 ~ 200 毫升，千万不要等渴了再喝水。

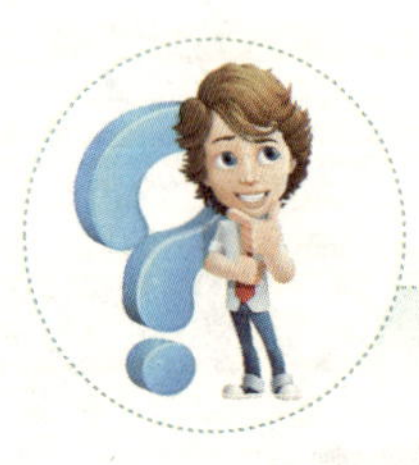

40. 怎样培养儿童不偏食节食、不暴饮暴食呢？

偏食、节食、暴饮暴食都是不健康的饮食行为。偏食是指对食物有明显的偏好行为，偏好选择和摄取某些食物，而不接受某一或某些食物。节食是指控制饮食摄入，造成能量和营养素摄入过低，严重者甚至出现厌食行为。暴饮暴食是指经常一次性摄入大量食物的行为，当这种行为长期发生（每周至少 1 次，持续 3 个月以上）并且存在无法停止进食的失控感，则属于进食障碍“暴食症”。

偏食、节食、暴饮暴食等不健康的饮食行为在我国学龄儿童中普遍存在。挑食偏食、节食会引起营养不良、贫血、维生素缺乏等问题，过度节食还会导致消化、内分泌、免疫等多系统损害，影响儿童生长发育。暴饮暴食时会摄入过多的食物，胃肠不能及时地消化吸收，增加消化系统的负担，刺激胃肠道，引发急性胃肠炎，出现腹痛、腹胀、恶心、呕吐、腹泻等症状；暴饮暴食还会引起急性胃扩张，增加发生急性胰腺炎或急性胆囊炎的危险；另外经常摄入过多的食物会造成能量过剩，增加超重和肥胖的发病风险。

要养成孩子正确的饮食习惯，家长应以身作则，做到合理膳食。父母首先要改掉挑食偏食的习惯，利用丰富的原料制作美食，尤其对于孩子不愿吃的食物，更应带头品尝，并赞美食物的美味和营养价值。其次，合理安排孩子的饮食。三餐定时定量，经常变换食物品种，同时限制孩子吃零食的次数和量，尤其是饭前不给孩子吃零食。当孩子出现偏食、挑食时，父母不能一味迁就，也不能急于求成强迫孩子进食。父母应耐心引导，让孩子懂得吃各种食物的好处，变换制作方式，让孩子慢慢接受不爱吃的食物。

所以儿童时期三餐要定时定量，不能饥一顿、饱一顿，不能盲目节食，也不能暴饮暴食，从小养成健康的饮食习惯，将一生受益。

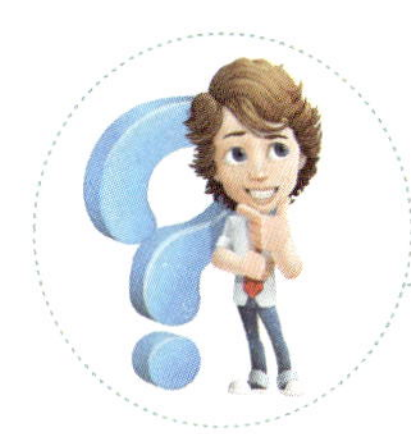

41. 农村儿童常见的微量营养素缺乏有哪些?

如果日常饮食不均衡，或是有挑食、偏食的习惯，就会引起微量营养素的缺乏，从而引起佝偻病、贫血等多种疾病。农村儿童常见的微量营养素缺乏包括钙和维生素 D 的缺乏、铁缺乏，以及维生素 A 和维生素 B_2 缺乏。

（1）钙和维生素 D

钙是人体骨骼、牙齿的重要组成成分。儿童正处于生长发育的关键时期，大脑开始发育完全、恒牙长出、神经系统也开始发育成熟，对钙的需求量也相对较大。若在儿童时期缺钙，可能会出现腿疼、腿抽筋甚至引起佝偻病等，也错过了补钙的最佳时期。

常见钙含量丰富的食物有奶及奶制品、大豆及豆制品、虾皮、蔬菜等。其中牛奶是膳食中钙的最佳来源。因为牛奶中的钙不仅含量丰富，也最利于人体吸收。建议儿童每天饮用牛奶 300 克，若有乳糖不耐受的情况可选用酸奶代替。

儿童在补充钙的同时，也要保证维生素 D 的摄入。维生素 D 可作用于小肠、肾、骨等器官，参与维持细胞内外的钙浓度，促进人体对钙的吸收利用以及骨骼的形成。但是维生素 D 在膳食中的含量不高，仅在鱼肝和鱼油中比较丰富。对于儿童来说，补充维生素 D 最佳的方式为晒太阳，因为在紫外线的照射下，人体皮肤会自动合成维生素。因此，要鼓励儿童多进行户外活动。

（2）铁

铁是血液的重要成分，缺铁性贫血就是由于体内铁缺乏而造成的一种疾病，表现为全身乏力，脸色苍白，易疲劳、头晕，爱激动、易烦躁，食欲差，易感冒，注意力不集中，记忆力下降等现象，儿童的学习成绩也受影响，长期贫血还会影响儿童的智力和体格发育。因此要常吃含铁丰富且有利于人体吸收的食物，如动物肝脏、全血、肉类、鱼类等。新鲜蔬菜水果富含的维生素 C 可以增加膳食中铁的消化吸收率，因此预防缺铁性贫血不要忘记经常吃新鲜的蔬菜和水果。

（3）维生素 A

维生素 A 不仅与维持正常视觉有密切关系，它还具有促进人体正常生长和骨骼发育的作用。当缺乏维生素 A 时，会出现在暗光下看不清东西、皮肤干燥、抵抗疾病的能力下降、生长发育减慢等现象。预防维生素 A 缺乏要多吃动物性食物，如动物肝脏、奶及奶制品、蛋类等；还要多吃深色蔬菜，如绿叶蔬菜、胡萝卜、红心甜薯等，其中所含的类胡萝卜素可以在人体内转化为维生素 A。

（4）维生素 B_2

维生素 B_2 在蛋白质、脂肪和碳水化合物的分解代谢中均起重要作用。维生素 B_2 缺乏可能会出现身体疲乏、伤口愈合不良等。儿童中常见的口角炎，也就是嘴角、嘴唇发红甚至溃烂、久久不能愈合，就是维生素 B_2 缺乏引起的。预防维生素 B_2 缺乏要多吃动物内脏、奶制品、蛋类、豆类及豆制品和全谷类食物。

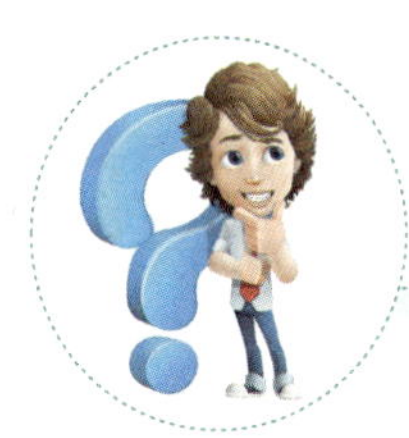

42. 中小学生每天要喝多少奶？

儿童时期每天需要摄入 800 ~ 1 000 毫克的钙。但从日常饮食中很难获得足量的钙，所以应该每天喝牛奶，每天喝奶 300 克（一袋牛奶加一盒酸奶），或其他相当量的奶制品，如 300 克酸奶，或 25 克奶粉，再加上其他食物中的钙，基本能够满足人体对钙的需要。

奶类是一种营养成分齐全、组成比例适宜、易消化吸收、营养价值很高的天然食品。奶类是膳食中钙的重要来源，饮奶可以对儿童骨骼和牙齿的发育起到积极的促进作用。儿童要养成每天喝奶的好习惯。

有的儿童喝了牛奶后出现腹胀、腹痛、腹泻、排气增多等不舒服的症状，这是乳糖不耐受的表现，主要是因为体内缺乏“乳糖酶”，无法分解牛奶中的乳糖。乳糖不耐受者可以选择酸奶、奶酪等发酵型奶制品，应避免空腹喝奶，可以在吃一日三餐时喝奶，也可以在饭后 1~2 小时内喝，每次少量喝，同时喝奶时可以搭配其他食物。

值得注意的是，乳酸饮料因为口味好，很多同学喜欢喝，但乳酸饮料不是奶，这些饮料中奶的含量很低，基本不含蛋白质和其他营养素。所以，购买牛奶时一定要看清包装上有没有“饮料”或“饮品”二字，一定要加以甄别。

43. 中小学生为什么要少吃油炸、烟熏食品？

油炸食品和烟熏食品常常受到人们的喜爱。但是从营养成分来看，其所含的能量多、盐多，经常吃会增加患超重肥胖、升高血压等危险。尤其是儿童，长期食用油炸食品和烟熏食品会影响儿童的食欲，也会影响儿童对正餐的摄入。因此不建议儿童将油炸食品和烟熏食品作为零食，更不能代替正餐。

常见的油炸食品有油条、炸薯条、薯片、油炸方便面、炸鸡块等，以西式快餐为代表，因其讨巧的口味，深受儿童喜爱。例如油炸方便面，在油炸的过程中损失了大量食物本身所含的营养素，造成其营养素密度低。实验证明，经过高温油炸后的食物，

维生素 B_1 几乎全部被破坏，维生素 B_2 也被破坏了近 50%。另外，油炸食品所含的能量高，过量食用易引起超重肥胖。一份中包炸薯条所含的热量约为 1 540 千焦，相当于一碗半米饭的能量；而 6 块炸鸡翅的能量为 1 971 千焦，相当于近两碗米饭的能量。因此儿童要少吃油炸食品和西式快餐等不健康的食物，从小预防超重肥胖的发生，养成健康的饮食习惯。

食盐的主要成分是氯化钠，我们平常食用的天然食品中都含有一定量的钠。而腌熏食品在熏制和腌制过程中需大量放盐来延长其保存周期。研究表明，日常饮食摄入过量食盐是导致高血压发病的重要原因之一。世界卫生组织建议，每人每天食盐的摄入量不应超过 6 克，约为一个啤酒瓶盖的大小。这其中不仅包括炒菜中的盐，也包括了酱油和其他食物中的盐。因此，如果在日常饮食中过多摄入烟熏制品，就会不知不觉中增加食盐的摄入，长期吃还会增加发生高血压的风险。所以，儿童一定要少吃腌制、熏制食物，养成多吃新鲜食物的习惯。

44. 儿童每天要活动多长时间呢?

《中国学龄儿童膳食指南（2016）》指出，有规律的身体活动、充足的睡眠与减少静坐时间可强健骨骼和肌肉、提高心肺功能，降低超重肥胖等慢性病的发生，促进儿童生长发育，并提高他们的学习效率。

（1）每天应累计至少 60 分钟中等强度以上的身体活动，如跳舞、快走、做游戏、家务等，以有氧运动为主，每次最好 10 分钟以上。

（2）每周至少 3 次高强度的身体活动，包括抗阻力运动（如长跑、游泳、打篮球等）和骨质增强型运动（如举重、伏地挺身、仰卧起坐及引体向上等）。

运动的强度、形式以及部位要多样化，做到有氧运动和无氧运动的有机结合，合理安排各项运动内容。同时，运动时姿势要正确，注意各种强度的身体活动之间的过渡。

运动要在饭后 1 小时再进行，运动前要做好充足的准备活动，避免空腹运动，运动后注意补充水分。

（3）增加户外活动时间。增加户外活动不但可以改善学龄儿童维生素 D 的营养状况，还可预防近视的发生发展。

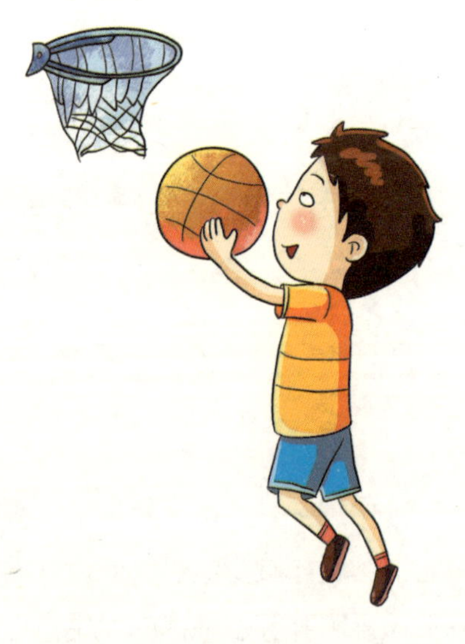

（4）保证充足的睡眠。目前我国调查显示，有 77.6% 的 13 ~ 17 岁学龄儿童睡眠时间不足，而睡眠不足可以导致初高中学生吸烟、饮酒和药物滥用，对其社会心理健康水平也有一定程度的影响。小学生每天保证睡眠 10 个小时，初中生 9 个小时，高中生 8 个小时。

（5）减少静坐时间，看电视和使用电脑、手机的时间每天不超过 2 小时，越少越好。每坐 1 小时，都要进行身体活动。多项研究表明，看电视时间增加，男生和女生发生肥胖的概率会增加，并且视屏时间长和身体活动不足会增加抑郁的发生，使用电子设备时的光会影响睡眠，缩短睡眠时间，延迟睡觉时间。

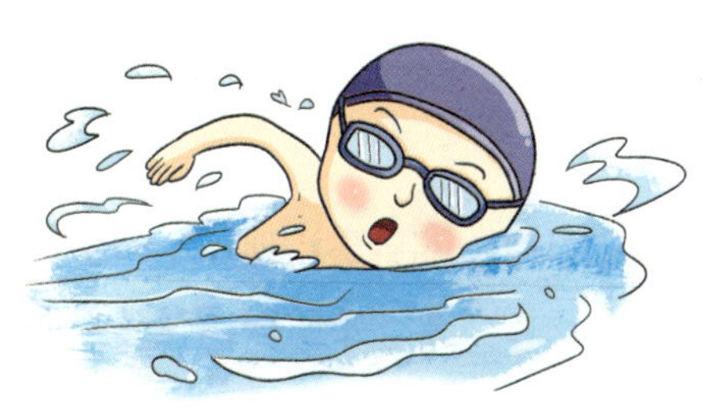

可以制订符合学龄儿童生理特点的作息和运动时间表，合理分配学习、睡眠和运动的时间。同时，鼓励家长和儿童一起进行形式多样的运动，在日常生活中随时随地进行，不受时间、场地、环境、气候等客观因素的影响，如上下学步行，家务劳动如扫地、擦地等。在校期间可以利用体育课或课外活动时间多在户外阳光下活动，雾霾天或雨雪天时可以在室内进行体育活动，如仰卧起坐、瑜伽等。

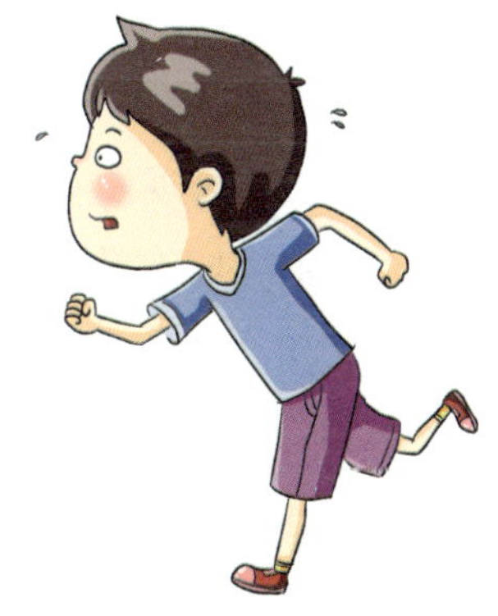

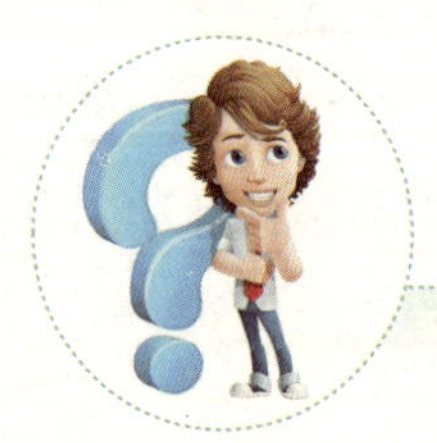

45. 中小学生的身高和体重多少合适呢?

中小学生的身高和体重反映了其体格发育水平，主要经历三个发展阶段：第一个阶段是在青春期前，儿童的身高和体重增长持续且相对稳定，每年身高可增加 5 ~ 7 厘米，体重增加 2 ~ 3 千克；第二个阶段是进入青春期后，儿童的身高和体重出现突然的增长高峰，身高可能在一年内会增加 10 ~ 14 厘米，体重增加 8 ~ 10 千克；最后一个阶段是指从青春期后期开始，身高和体重逐渐停止增长的阶段。

一般可以通过儿童的身高和体重判断其营养不良状况。儿童营养不良主要表现为消瘦、生长迟缓、超重和肥胖。在进行营养状况判断时，应先采用身高判断儿童是否属于生长迟缓；除生长迟缓外，再利用身高和体重计算出体质指数（BMI），进一步判断儿童是否消瘦或超重肥胖。

（1）生长迟缓

利用身高和年龄，再对照下表，找到自己的年龄组和性别，就可以简单地判断出自己是否属于生长迟缓。例如，男生乒乒 14 岁 3 个月，身高是 140.0 厘米，对照 14.0 岁这个年龄组的男生，身高小于或等于 141.9 就是生长迟缓，所以乒乒属于生长迟缓。

6 ~ 17 岁男生、女生生长迟缓判断标准

年龄 / 岁	男生 / 厘米	女生 / 厘米
6.0 ~	≤ 106.3	≤ 105.7
6.5 ~	≤ 109.5	≤ 108.0
7.0 ~	≤ 111.3	≤ 110.2
7.5 ~	≤ 112.8	≤ 111.8
8.0 ~	≤ 115.4	≤ 114.5
8.5 ~	≤ 117.6	≤ 116.8
9.0 ~	≤ 120.6	≤ 119.5
9.5 ~	≤ 123.0	≤ 121.7
10.0 ~	≤ 125.2	≤ 123.9
10.5 ~	≤ 127.0	≤ 125.7
11.0 ~	≤ 129.1	≤ 128.6
11.5 ~	≤ 130.8	≤ 131.0
12.0 ~	≤ 133.1	≤ 133.6
12.5 ~	≤ 134.9	≤ 135.7
13.0 ~	≤ 136.9	≤ 138.8
13.5 ~	≤ 138.6	≤ 141.4
14.0 ~	≤ 141.9	≤ 142.9
14.5 ~	≤ 144.7	≤ 144.1
15.0 ~	≤ 149.6	≤ 145.4
15.5 ~	≤ 153.6	≤ 146.5
16.0 ~	≤ 155.1	≤ 146.8
16.5 ~	≤ 156.4	≤ 147.0
17.0 ~	≤ 156.8	≤ 147.3
17.5 ~ 18.0	≤ 157.1	≤ 147.5

（2）消瘦

体质指数，也就是 BMI，是通过身高和体重计算出的一个值，BMI= 体重（千克）/ 身高 ^{2}（米 ^{2}）。儿童可以根据此

公式计算出自己的BMI，再对照下面的表格，找到自己的年龄组和性别来判断自己是否属于消瘦。例如，女生乐乐，年龄为11岁8个月，身高是1.52米，体重是33千克，那么她的BMI=33/1.52^2=14.3。我们再对照11.5这个年龄组的女生，乐乐的体质指数在14.0～14.5之间，所以，她属于轻度消瘦。

6~17岁男生、女生消瘦判断标准（BMI）

年龄/岁	男生		女生	
	中重度消瘦	轻度消瘦	中重度消瘦	轻度消瘦
6.0～	≤13.2	13.3～13.4	≤12.8	12.9～13.1
6.5～	≤13.4	13.5～13.8	≤12.9	13.0～13.3
7.0～	≤13.5	13.6～13.9	≤13.0	13.1～13.4
7.5～	≤13.5	13.6～13.9	≤13.0	13.1～13.5
8.0～	≤13.6	13.7～14.0	≤13.1	13.2～13.6
8.5～	≤13.6	13.7～14.0	≤13.1	13.2～13.7
9.0～	≤13.7	13.8～14.1	≤13.2	13.3～13.8
9.5～	≤13.8	13.9～14.2	≤13.2	13.3～13.9
10.0～	≤13.9	14.0～14.4	≤13.3	13.4～14.0
10.5～	≤14.0	14.1～14.6	≤13.4	13.5～14.1
11.0～	≤14.2	14.3～14.9	≤13.7	13.8～14.3
11.5～	≤14.3	14.4～15.1	≤13.9	14.0～14.5
12.0～	≤14.4	14.5～15.4	≤14.1	14.2～14.7
12.5～	≤14.5	14.6～15.6	≤14.3	14.4～14.9
13.0～	≤14.8	14.9～15.9	≤14.6	14.7～15.3
13.5～	≤15.0	15.1～16.1	≤14.9	15.0～15.6
14.0～	≤15.3	15.4～16.4	≤15.3	15.4～16.0
14.5～	≤15.5	15.6～16.7	≤15.7	15.8～16.3
15.0～	≤15.8	15.9～16.9	≤16.0	16.1～16.6
15.5～	≤16.0	16.1～17.0	≤16.2	16.3～16.8
16.0～	≤16.2	16.3～17.3	≤16.4	16.5～17.0

续 表

年龄 / 岁	男生		女生	
	中重度消瘦	轻度消瘦	中重度消瘦	轻度消瘦
16.5 ~	≤ 16.4	16.5 ~ 17.5	≤ 16.5	16.6 ~ 17.1
17.0 ~	≤ 16.6	16.7 ~ 17.7	≤ 16.6	16.7 ~ 17.2
17.5 ~ 18.0	≤ 16.8	16.9 ~ 17.9	≤ 16.7	16.8 ~ 17.3

（3）超重或肥胖

国家根据我国儿童的生长发育特点，制订了判定超重和肥胖的标准。也需要先计算出 BMI，然后对照下表找到自己的年龄在哪个组，根据自己的性别来判断自己是不是超重或者肥胖。例如，女生小丽 14 岁 3 个月，身高是 1.52 米，体重是 56 千克，她的 BMI=56/1.52^2=24.2，对照 14 岁这个年龄组的女生，小丽的 BMI 大于 23，但小于 26.3，所以她属于超重。再比如男生小超，今年 13 岁 6 个月，身高是 1.52 米，体重是 65 千克，他的 BMI=65/1.52^2=28.1，对照 13 岁这个年龄组的男生，小超的体质指数大于 25.7，所以他属于肥胖。

中国 6 ~ 18 岁男女生 BMI 筛查超重肥胖界值点

年龄 / 岁	男生		女生	
	超重	肥胖	超重	肥胖
6 ~	16.8	18.5	17.0	19.2
7 ~	17.4	19.2	17.2	18.9
8 ~	18.1	20.3	18.1	19.9
9 ~	18.9	21.4	19.0	21.0
10 ~	19.6	22.5	20.0	22.1
11 ~	20.3	23.6	21.1	23.3
12 ~	21.0	24.7	21.9	24.5

续 表

年龄 / 岁	男生		女生	
	超重	肥胖	超重	肥胖
13～	21.9	25.7	22.6	25.6
14～	22.6	26.4	23.0	26.3
15～	23.1	26.9	23.4	26.9
16～	23.5	27.4	23.8	27.4
17～	23.8	27.8	23.8	27.7
18～	24.0	28.0	24.0	28.0

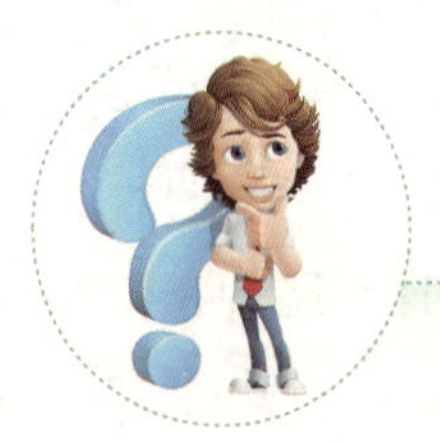

46.“小胖墩”怎样控制体重呢？

现在儿童的肥胖大部分是由于吃饭过量、不规律，饮食结构不合理，加上缺少充足的身体活动和锻炼造成的。肥胖对儿童健康的危害有以下方面：①影响身体健康。肥胖儿童很多器官的生理功能和运动能力明显低于正常体重的儿童。重度肥胖者还易患疖肿、皮肤褶皱处擦伤等。②远期身体危害。儿童肥胖如果得不到及时控制，容易导致成年后肥胖，从而导致成年期慢性病的发生，如高血压、高血脂、动脉粥样硬化、肿瘤等。③影响心理健康。肥胖儿童会受到别人的嘲讽，不利于其性格的健康发展和自我意识的形成。同时，青春期儿童非常在意自己的体型和形象，肥胖会给自己带来烦恼，女孩常因减肥心切过度节食，危害健康。

为了防止肥胖的发生，儿童应该合理饮食，吃饭规律、适量，多参加户外身体活动，包括家务劳动。

饮食要合理主要包括：①食物多样，谷类为主，适当吃些粗粮（如小米、燕麦等）；②少吃高能量食品，如甜食、油炸食品等；③少喝或不喝含糖饮料；④选择健康的零食，如水果、牛奶等；⑤多吃蔬菜、水果、豆腐等，适量吃肉类、鱼虾等。

此外，要有健康的饮食习惯：①不偏食节食、不暴饮暴食，过度节食会造成营养不良，暴饮暴食会造成能量过剩，导致肥胖的发生；②吃饭要定时定量，每天吃早餐，并且要吃好早餐；③吃饭时应该细嚼慢咽，不能狼吞虎咽，更不能边看电视边吃东西。

每天要进行充足的身体活动：①每位儿童都要有一项自己感兴趣的体育活动；②每天坚持参加学校的体育活动1小时；③课余时间多运动；④在家时减少看电视、使用电脑、看手机的时间，多做家务劳动。

对于已经发生肥胖的儿童，不能轻易使用减肥产品，可以通过控制饮食，培养合理的饮食习惯，适当进行体育锻炼，使孩子保持健康的体重和达到治疗肥胖的目的。

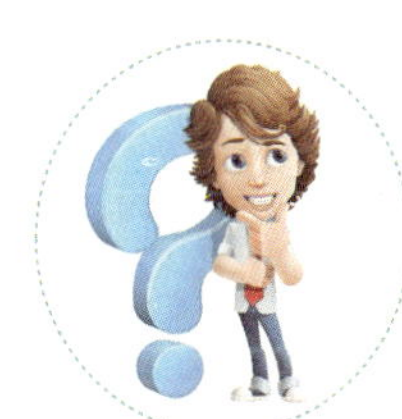

47. “豆芽菜”儿童怎么吃？

看起来又瘦又小的儿童我们通常称之为“豆芽菜”儿童，也就是患有消瘦或生长迟缓的儿童。这些儿童的身体抵抗力往往比普通孩子差，且容易生病，主要是因为在生长发育的早期缺乏合理营养，若不及时补充，成年后患各种疾病的风险也会明显高于正常人。

消瘦和生长迟缓主要是缺乏蛋白质或能量引起的。这类儿童在日常的膳食安排中，要做到营养均衡，合理搭配饮食，并保证充足的营养。在保证能量摄入充足的基础上，增加鱼、禽、蛋、瘦肉、豆制品等富含优质蛋白质的食物摄入。优质蛋白质广泛存在于动植物性食物中，一般而言动物性蛋白质质量好，人体吸收利用率高。此外，还要经常食用奶及奶制品，每天吃新鲜的蔬菜和水果，保证维生素、矿物质和膳食纤维的摄入。保证一日三餐，纠正偏食挑食和过度节食等不健康的饮食行为。一些青春期的女孩盲目节食，往往会导致新陈代谢的紊乱，引起消瘦、贫血、维生素缺乏，也容易伴随神经性厌食症等疾病。最后，要保证有规律的身体活动、充足的睡眠并减少静坐时间。家长和学校都应督促孩子每天保证 60 分钟的身体活动，包括强健骨骼、肌肉的锻炼和一定时间的有氧训练。

48. 怎么培养儿童良好的饮食卫生习惯？

儿童时期是培养饮食卫生习惯最重要的阶段，从小养成良好的饮食卫生习惯可使人终身受益。

正确洗手。要养成正确洗手的习惯：①饭前便后要洗手：手是人体的“外交器官”，容易沾染上许多病原微生物。一只没有洗过的手，至少含有 4 万～ 40 万个细菌，指甲缝里更是细菌藏身的好地方，一个指甲缝里可藏细菌 38 亿之多。如果饭前便后不洗手，就可能把细菌带入口中，引起疾病，这就是我们常说的“菌从手来，病从口入”。②正确洗手：洗手时尽量用流动的水，更不能几个人共用一盆水洗，以免交叉感染。正确的洗手方法能有效地防止肠道病原菌的传播，我们推荐五步洗手法：a. 湿：在水龙头下把手淋湿，擦上肥皂或洗手液。b. 搓：手心、手背、指缝相对搓揉 20 秒（掌心相对，手指并拢互相摩擦；手心对手背

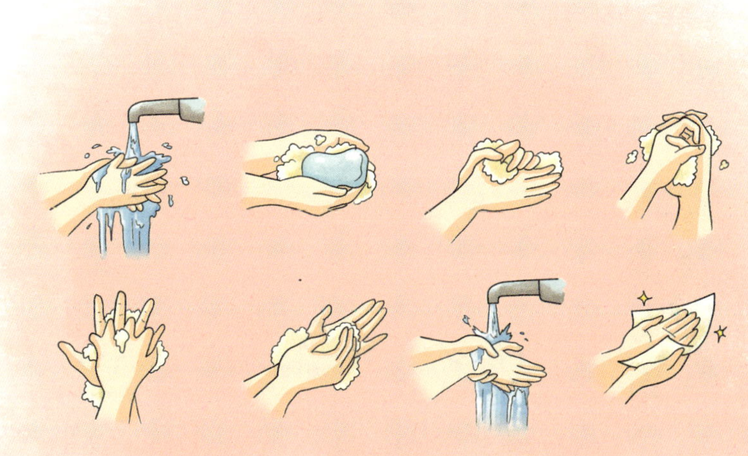

沿指缝相互搓擦，交互进行；掌心相对，双手交叉沿指缝相互摩擦；一手握另一手大拇指旋转搓擦，交换进行；弯曲各手指关节，在另一手掌心旋转搓擦，交换进行；搓洗手腕，交换进行。c. 冲：用清水把手冲洗干净。d. 捧：用清水把水龙头冲洗干净，再关闭水龙头。e. 擦：用干净的毛巾 / 纸巾擦干。

吃新鲜卫生的食物。尽量选择当地应季或储存时间短的食物，储存时间过长会滋生细菌、霉菌等有毒有害物质，食物中的油脂长时间会氧化酸败，新鲜蔬菜存放在潮湿和温度过高的环境中会产生亚硝酸盐。食物要干净卫生，无污染、无可见腐烂、包装无破损；食用时食物要经过充分加热，防止有害物质进入人体。如果吃到被细菌、寄生虫等污染的食物，可能会出现腹痛、呕吐或腹泻等症状，应及时就医。

餐具卫生。为了防止疾病的产生和传播，吃饭用的餐具如碗、筷、勺等都要彻底地清洗和消毒，做到餐具专人专用，不和别人交叉使用，使用过的餐具要用流动水及时冲洗干净、晾干，有条件的学校和家庭可以对餐具进行消毒，没有消毒机时可以放在沸水中煮 2~5 分钟。

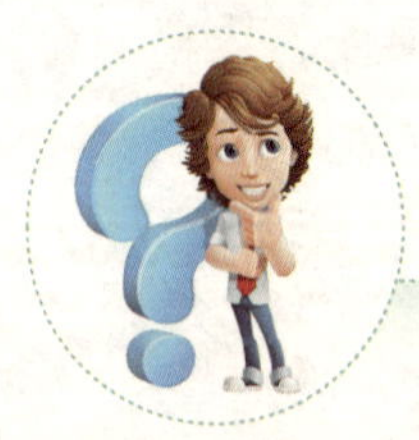

49. 中小学生为什么不能饮酒？

目前，青少年饮酒已成为全球公共卫生关注的重点之一，

2010 年全球 15 ~ 19 岁青少年中有超过三分之一的人在过去一年内喝过酒。我国 2008 年全国青少年健康危险行为监测中，28 个省的中学生中有 36.4% 的男生和 23.8% 的女生在过去 1 个月内喝过酒，17.6% 的男生和 10.8% 的女生曾经醉酒。

儿童的身体正处于生长发育时期，对酒精的耐受力低。酒精不但会造成头晕、头疼、呕吐、酒精中毒性昏迷甚至死亡等一系列急性的身体损害，还会波及儿童青少年的认知和行为，并对激素的分泌产生影响。因此与成人相比，儿童饮酒导致的后果往往也更加严重。已有研究发现，超过 200 种的疾病与健康问题都与饮酒有关，其中就包括肺炎、胰腺炎、高血压、癌症等。

除了对身体的影响，酒精还会导致儿童产生暴力或者攻击他人的危险行为，例如打架、斗殴、酒后驾车、意外死亡、吸烟、使用违法药物等。2011 年，WHO 发布的《酒精与健康全球状况报告》指出，在全球 15~29 岁人群中，每年有 32 万人的死亡和酒精有关，占此年龄段死亡总数的 9%。美国法律规定儿童少年要达到 21 岁才能饮酒，但仍有调查发现三分之一的青少年曾在过去一个月内喝过酒，且有 18% 的人属于过量饮酒，8% 的人曾在酒后驾车，20% 的人曾乘坐过饮酒司机的车，增加了自身以及他人因交通意外死亡的风险。

世界卫生组织的报告还发现，儿童少年频繁大量饮酒更与抑郁、焦虑、社交障碍甚至自杀等行为有关。而且，如果儿童少年开始饮酒越早，这些危险行为的后果就越严重，将来出现酒精依赖、酒精滥用的可能性更高，患有饮酒引发的一系列慢性疾病的风险也更高。研究发现，与 21 岁以前就开始饮酒的青少年相比，15 岁就开始饮酒的青少年在饮酒后因意外受伤、发生车祸和打架的风险分别增加了 12 倍、7 倍和 10 倍。

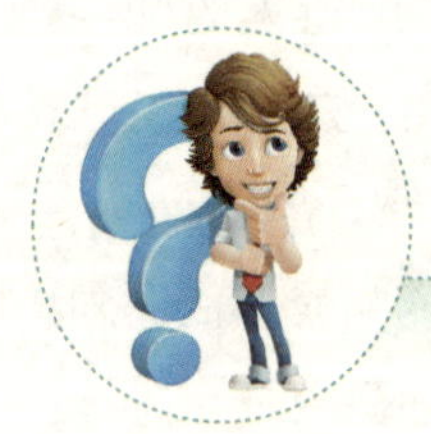

50. 考试期间如何安排饮食？

复习备考期间，由于生活和学习节奏较快，大脑活动处于高度紧张状态，此时，大脑对氧的消耗增加，对某些营养素如蛋白质、碳水化合物以及铁的消耗也有所增加。考试期间应合理安排膳食，保证充足的营养供给。

第一，要保证优质蛋白质的摄入。在复习考试期间可多吃鸡蛋、牛奶、鱼虾、瘦肉、肝等动物性食物和豆腐、豆浆等豆制品，这些食物不但含有丰富的优质蛋白质，还富含钙、铁、维生素 A、维生素 B_2 和维生素 D。另外，鱼虾类尤其是深海鱼类，含有一种叫“DHA”的多不饱和脂肪酸，蛋黄和豆类中也含有一种叫“磷脂酰胆碱”的物质，都可以提高大脑功能、增强记忆，所以同学们考试期间可以多吃鱼类、鸡蛋和豆制品。

第二，适量吃一些粗粮杂粮。粗粮杂粮含有丰富的维生素 B_1 和膳食纤维，一方面，维生素 B_1 可以增加食欲，还可以帮助大脑利用血糖产生能量，让大脑更好地工作。

第三，保证新鲜蔬菜和水果的供应。新鲜蔬菜水果中含有丰富的维生素 C 和膳食纤维。维生素 C 既可促进铁在体内的吸收，还可增加脑组织对氧的利用。另外，新鲜水果可以帮助消化，增加食欲。

第四，少吃含糖和脂肪高的食物。糖果和油炸食品会降低食欲，影响消化。

复习考试期间还应注意以下膳食原则：

（1）适量。无论考试期间吃什么，都要适量，不能吃得太多。如果吃太饱，全身的血液会集中到胃部，影响大脑的血液供应，不利于学习、考试。

（2）清淡。少吃高脂肪食物，少油少盐，多素少荤，同时注意菜品的色、香、味。

（3）丰富。变换食物品种和花样，如八宝粥等。

（4）卫生。考试期间不吃剩饭剩菜，从冰箱取出的食物一定要加热后食用，尽量避免在外就餐，保证食品安全。

（5）吃好早餐。不吃早餐或早餐质量差会影响血糖供应，易发生晕厥。

（6）足量喝水。喝充足的水分可以保证血液循环顺畅，保证大脑工作所需的氧。饮水以白开水为宜，不可用饮料代替。

（7）少吃冷饮。太凉的食物如汽水、冰激凌等会影响胃肠消化功能，出现腹胀、腹泻等。

考试期间可以适当多吃牛奶、鸡蛋、鱼类、花生、小米、玉米、菠菜、麦片等食物，保证考试期间充足的营养供给。但营养对智力、健康的作用是一个长期的过程，只临考前几天按照这些建议做是远远不够的，日常生活中应该做到膳食均衡，保证身体生长发育的需要。

51. 为什么说家长、学校、社会共同努力是改善儿童营养的关键？

学生时期不但是儿童学习的关键时期，也是行为习惯形成和发展的关键时期。如果儿童在这个时期养成了挑食偏食、不吃早餐等不良的饮食习惯，会对其一生的健康产生不利影响。与成年人相比，儿童现在的一些行为和习惯还处于形成期，只要通过正确的培养和引导是可以改变的。所以要从现在开始，培养儿童健康的饮食习惯，使其受益一生。

家长、学校和环境都对儿童饮食行为习惯的形成产生着影响。其中，家长对孩子的营养健康知识的学习以及行为的建立和养成起着至关重要的作用。要培养儿童合理的饮食行为，首先家长自身应该学习和掌握营养知识，并改变自身不健康的饮食行为，通过言传身教，有意识地培养儿童选择健康食物的能力。多数情况下，儿童更愿意接受家长常吃的食物。如果家庭的日常饮食中经常食用蔬菜、水果，将直接促进儿童对蔬菜、水果的摄入。科学研究已经证明，家长的以身作则会使儿童更易养成良好的饮食习惯。不仅每周吃早餐的比例和经常吃蔬菜、水果的比例增加，吃西式快餐、挑食、偏食的比例也有所降低。家长还要尽可能多地和儿童一起就餐，并利用各种机会对孩子的食物选择进行提醒、引导和指导。同时营造出轻松快乐的就餐环境，不在进餐时批评指责儿童，也不要把食物当作奖罚工具，让儿童在就餐时保持心情愉悦。家长还要让儿童尽可能多地参与到家庭食物的选择、购买和烹饪中，教导儿童了解和认识食物，学习食物合理搭配的知识。

除了家长，学校是儿童接受营养健康教育的关键场所。学校可以把营养知识融入课堂教学中，举办儿童与家长或同学的互动式活动，包括学习营养知识、了解我国的饮食文化和进餐礼仪、组织学生帮厨、开辟“校园菜园”等。通过学习和实践提高儿童的营养健康知识，并改变他们对饮食的态度，帮助儿童建立健康的饮食行为。学校除了加强营养健康教育外，还应对学校内及学校周边所售卖的食物加以限制。例如禁止学校食堂、校内小卖部或食品售卖机出售含糖饮料和不健康食品，禁止校内出现任何不健康食品的广告等。国内外的研究证明，孩子对这些不健康食物的获得性降低，会相应减少学生对不健康食物的摄入。

52. 我国有哪些改善儿童营养状况的政策和措施?

近年来，随着我国经济的快速发展和人民生活水平的不断提高，国家对义务教育阶段学生的营养与健康问题非常关注，并出台了一系列的政策和措施。自 1993 年起，国务院陆续印发了《中国食物结构改革与发展纲要》十年规划，均明确指出了儿童青少年为我国营养改善的重点人群，提出“建立贫困地区少年儿童营养保障制度”“着力降低农村儿童青少年生长迟缓、缺铁性贫血的发生率，做好农村留守儿童营养保障工作”“遏制城镇儿童青少年超重、肥胖增长态势”等具体要求。

2001 年，国务院出台文件，提出对农村义务教育阶段贫困家庭学生提供“免杂费、免书本费、补助寄宿生生活费”的政策，即“两免一补”。到 2007 年，全国农村义务教育阶段家庭经济困难学生均享受到了“两免一补”政策。还有 2012 年起实施的“农村义务教育学生营养改善计划”，以贫困地区和家庭经济困难学生为重点，以保证儿童生长发育、改善儿童营养状况为目的，由中央财政按照每生每元 3 元（2014 年起为 4 元）的标准为试点地区农村义务教育阶段学生提供营养膳食补助。

随着上述学生营养改善政策的陆续出台，我国政府投入了大量的人力、物力、财力用于保障其实施。以“农村义务教育学生营养改善计划”和“一补”为例，中央已累计投入 1 591 多亿元，用于农村义务教育学生的膳食补助、寄宿生的生活费补助和食堂的建设。营养改善效果也已初步显现。根据调查，学生一日三餐的比例有所升高；营养状况有所改善，身高体重增长、贫血率下降；学习能力有所提高，缺课率明显下降。

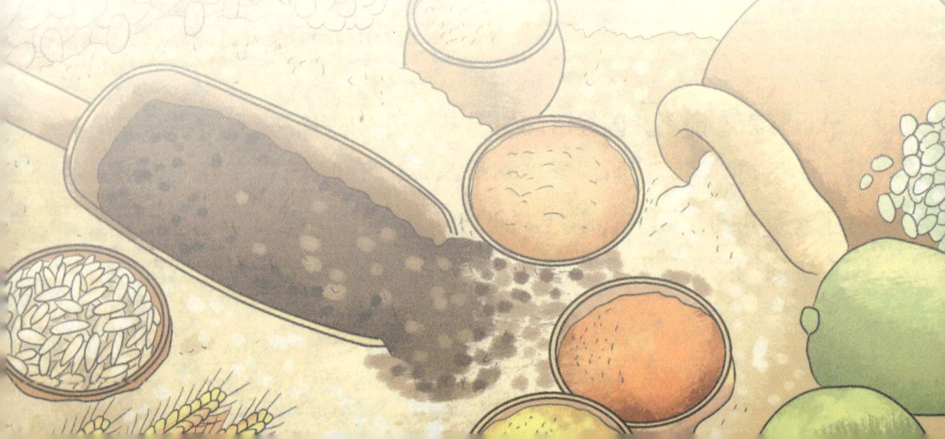

第四章

孕妇与乳母营养

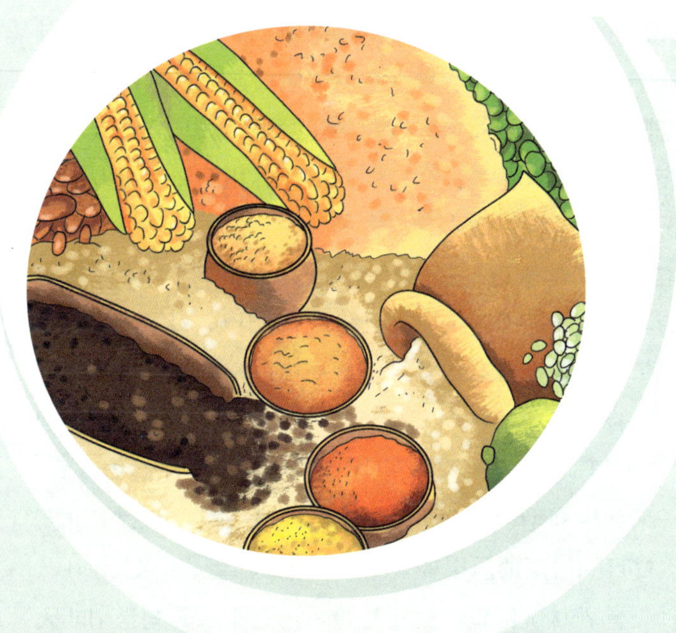

53. 怀孕前应该做哪些准备？

备孕夫妇的健康状况、营养水平和生活习惯直接影响胎儿发育及母婴的生命质量，并对妇女及孩子的健康产生长远影响，为保证成功妊娠、提高生育质量、预防不良妊娠结局，夫妻双方都应该做好充分的孕前准备，使夫妻双方的营养和健康尽可能都达到最佳状况，为胎儿提供健康的生命基础。

健康准备：备孕家庭在计划怀孕前 3 ~ 6 个月男女双方应避免接触有毒有害物质（如农药、甲醛、一氧化碳、铅、汞等），禁烟、禁酒等，并进行健康体检。健康检查能帮助在怀孕前发现异常、及时治疗和避免潜在问题，帮助夫妇将身体和心理调适到好的状态，有助于妈妈平安度过孕期和分娩，保证孩子健康发育。体检项目一般包括血型、血常规、尿常规、肝肾功能、甲状腺功能、传染病等，女方的检测项目更多一些，还可以检查心电图、血压、病毒及抗体、营养状况检查、妇科检查等。对于长时间未孕的夫妇还可以检查精子活力、监测排卵、输卵管检查等，35 岁以上的女性和有流产史的女性可以检查优生筛查（如弓形虫、风疹病毒、巨细胞病毒、单纯疱疹病毒等），避免将疾病传染给胎儿而引起流产或胎儿发育异常。备孕期女性可以进行口腔保健，避免孕期出现牙齿问题。总之，备孕阶段男女双方做好充分的准备，为优生优育奠定健康基础。

饮食准备：备孕、孕期和产后要经历2年左右的时间，只有养成良好的饮食和生活习惯，才能长期保持，促进母婴健康。父母健康的身体状况、合理膳食、均衡营养为成功孕育提供必需的物质基础，有利于降低出生缺陷、提高生育质量、保证妊娠的成功。孕前夫妻双方最好到妇幼保健机构进行咨询，接受专业指导，调整夫妻双方的体格状况、膳食组成和饮食习惯以及生活方式。女性的孕前体重与新生儿出生体重、孕期疾病等密切相关，肥胖或低体重女性发生妊娠糖尿病、高血压等并发症和巨大儿、低体重儿等危险高，备孕妇女应该积极通过平衡膳食和适量运动，调整体重至理想状态。准备怀孕时，夫妻双方应该保持平衡膳食，女性应多摄入富含叶酸的食物或补充叶酸，预防胎儿神经管畸形；常吃含铁丰富的食物，如动物血、肝脏、瘦肉等动物性食物，改善自身铁营养状况，预防缺铁性贫血；保证摄入加碘食盐，适当增加海产品的摄入，预防儿童智力发育低下（呆小症）。

生活方式准备：孕前夫妻双方适当进行身体活动，有助于激素水平和受孕，有利于孕前体重控制。孕中晚期胎儿稳定后，适当的身体活动还有利于顺利分娩。此外，夫妻双方在计划怀孕前的6个月（至少3个月）内戒烟、禁酒，女方在整个孕期和哺乳期也要戒烟、禁酒，并远离吸烟环境。怀孕前夫妻双方或一方经常吸烟可增加胎儿发生畸形的风险，孕期吸烟或暴露二手烟时，烟草中的有害物质通过血液循环侵入生殖系统，直接或间接地产生毒性作用。孕前饮酒影响内分泌系统，影响卵子发育，造成卵子畸形。孕期饮酒，酒精可以直接通过胎盘进入胎儿血液，造成胎儿宫内发育不良、中枢神经系统发育异常、智力低下等。烟草和酒精对胚胎发育的各个阶段都有明显的毒性作用，容易引起流产、早产和胎儿畸形。

54. 为什么育龄妇女需要在孕前开始补充叶酸?

叶酸是一种 B 族维生素，对细胞的分裂和生长及核酸、氨基酸、蛋白质的合成有重要作用，叶酸是胎儿生长发育中必需的营养素。孕早期是胎儿神经管分化和形成的重要时期，保障孕早期母体叶酸水平处于良好的稳定状态是促进胎儿神经系统良好发育的物质基础之一。叶酸缺乏可能导致胎儿神经系统发育异常，严重者导致脊柱裂或无脑畸形儿。神经管缺陷是一种高发的严重先天畸形，占总先天畸形的 20% ~ 25%。

含有叶酸的食物主要有橙子、深绿色叶类蔬菜、芦笋、草莓、花生和豆类等。食物中的叶酸结构复杂，消化吸收和被体内利用的效率仅为叶酸补充剂的一半，仅靠自然饮食，很难满足孕期胎儿对叶酸的需要，因此有必要通过补充剂补充叶酸的不足。通过食物和补充剂摄入叶酸在体内需要 3 ~ 6 个月才能达到稳定水平，应该在怀孕前至少 3 ~ 6 个月额外补充叶酸，每日补充叶酸 400 微克，并持续整个孕期。

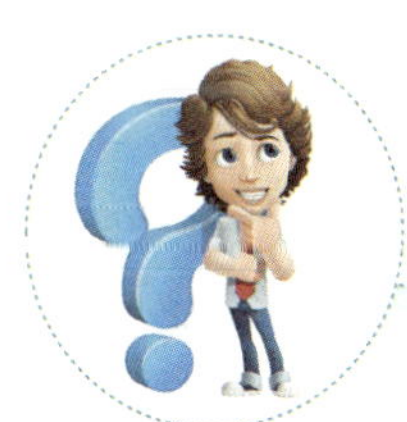

55. 孕前期缺碘会导致后代什么不良影响?

碘是甲状腺合成甲状腺素所必需的原料，母亲缺碘导致胎儿甲状腺素合成不足，严重影响中枢神经系统尤其是大脑的发育，诱发克汀病或呆小症，表现为智力低下、听力及语言障碍等，胚胎期碘缺乏对胎儿的损伤不可逆转，因此必须重视孕前和孕期碘的摄入。一般成人每日碘的推荐摄入量为 120 微克，孕期妇女需额外增加 110 微克碘的摄入，以预防胎儿碘缺乏症。选用碘盐是预防碘缺乏的安全、有效、方便和经济的途径，依据我国现行食盐强化碘量每千克 20 ~ 30 毫克，考虑到碘的烹调损失率

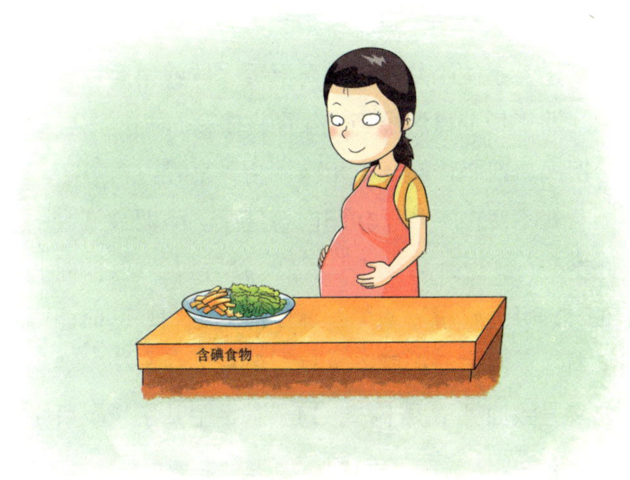

20% 左右，每日食盐摄入量按 6 克计算，每日通过碘盐摄入的碘约为 120 微克。备孕女性除规律性地食用碘盐外，通过每周摄入 1 次富含碘的食物可以增加碘储备，如 100 克鲜海带含碘 114 微克、5 克紫菜含碘 212 微克、100 克贻贝含碘 346 微克等。碘盐的碘加上从食物中摄入的碘，即可以满足备孕妇女的碘需要，又在安全范围之内，对预防胎儿碘缺乏有重要作用。

56. 孕期营养摄入不足对胎儿和母亲有什么影响？

妊娠早期孕妇因某些微量元素摄入不足或摄入过量，常可导致各种各样的先天畸形儿，例如：叶酸缺乏可导致神经管畸形，主要表现为无脑儿和脊柱裂，维生素 A 缺乏或过多可导致无眼、小头等先天畸形。孕期尤其是孕中晚期，能量、蛋白质和其他营养素摄入不足，易使胎儿生长发育迟缓，导致早产及低出生体重儿；而胎儿期生长发育迟缓与成年期许多疾病和代谢异常相关，如心血管疾病、血脂代谢异常和糖代谢异常等。

孕期营养不良也不利于孕妇自身健康。孕期缺铁会引起孕妇患缺铁性贫血，缺乏叶酸、维生素 B_{12} 会导致巨幼红细胞性贫血，重度贫血时，可因心肌缺血导致贫血性心脏病，贫血还可降低孕产妇抵抗力，易并发产褥感染，甚至危及生命。孕妇缺乏维生素 D 或缺钙会导致血钙浓度下降。为了满足胎儿生长发育所需要的钙，必须动用母体骨骼中的钙，结果使母体骨钙不足，引起脊柱、骨盆骨质软化，骨盆变形，重者甚至造成难产；此外，生育年龄多集中在 25 ~ 32 岁，该时期正值骨密度峰值形成期，妊娠期若钙摄入量低，可能对母体骨密度造成永久性影响。孕期蛋白质摄入严重不足可致营养不良性水肿，轻者仅出现下肢水肿，严重者可出现全身浮肿；此外，维生素 B_1 严重缺乏者亦可引起浮肿。另外，孕期营养不良还会增加发生妊娠期高血压综合征的危险。

57. 如何应对早孕反应？

早孕反应指在怀孕早期，一般在末次月经后 6 周左右，由于孕妇体内绒毛膜促性腺激素（HCG）的显著增加，胃酸分泌减少及胃排空时间延长，导致出现头晕、乏力、食欲不振、恶心、厌恶油烟、早晨呕吐或整天不时地呕吐等一系列反应。

早孕反应强弱程度有巨大的个体间差异，轻度的早孕反应一般不需要特殊处理，怀孕 12 周之后随着 HCG 激素水平下降而症状自然消失，孕妇食欲恢复正常。孕吐较严重者，可少量多餐，选择清淡、适口、易消化的食物，保证每天至少摄入含 130 克碳水化合物的食物，如 180 克的米或面可提供 130 克碳水化合物，或者每天摄入 80 克米饭 +60 克馒头 +200 克薯类也可满足碳水化合物需要，避免因缺少进食产生体内酮体升高，损伤胎儿大脑和神经系统。

严重孕吐不能进食者，要及时住院治疗。以防止孕妇脱水、电解质紊乱、代谢性酸中毒，肝肾衰竭及死亡等妊娠剧吐的不良后果，保证母婴平安度过早孕期。

58. 孕期哪些食物应该少吃或不吃？

为了胎儿健康，孕妇应注意少吃或不吃以下几类食物：①熏烤食品，此类食物中强致癌物质苯并芘含量高，有致癌作用。②油炸食品，高温破坏食物中的维生素和其他营养素，且油炸食品含脂肪太多，能量较高。此外，油条在制作时加入明矾（含铝化合物），铝可以通过胎盘进入胎儿大脑，使大脑发育障碍，增加痴呆的发生率。③冷饮：怀孕后胃肠功能减弱，过食冷饮使胃肠血管突然收缩，胃液分泌减少，消化功能减退，本来消化机能不好的孕妇，可能出现腹泻、腹痛等症状，有伤脾胃。现代医学证明，胎儿对冷刺激敏感，过多冷饮，胎儿会躁动不安。④久贮的土豆：众所周知发芽的土豆有毒，多数人已有警惕，但未发芽而久贮的土豆也不可吃。因为土豆含有生物碱，久贮的土豆生物碱含量升高，土豆生物碱有致畸作用，主要是致神经管畸形。⑤香料：八角茴香、小茴香、花椒、胡椒、桂皮、五香粉等都属于热性香料的调味品。有些孕妇食用这些调味品后胃肠不适，大便困难，

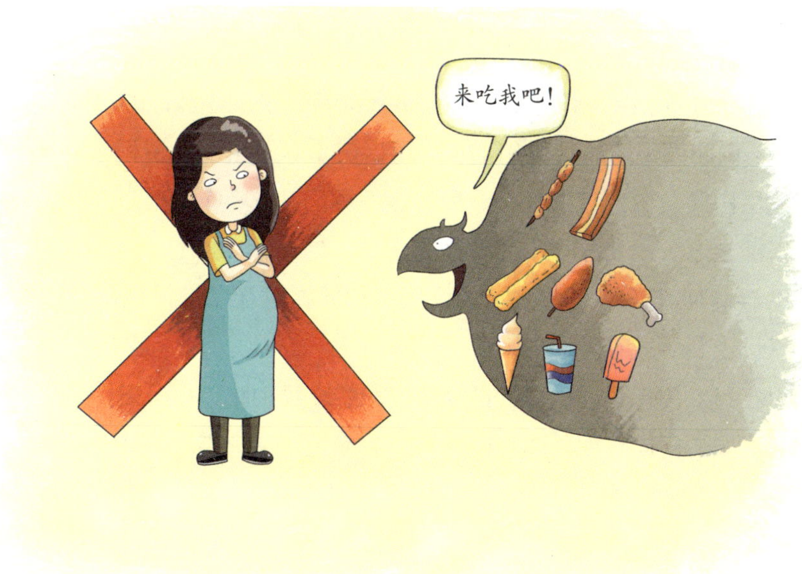

那就不要吃了。另外，山楂有开胃、消食的效果，甜酸可口颇受有恶心呕吐等早孕反应的孕妇的青睐，现已证明山楂有兴奋子宫作用，促使子宫收缩，大量食用可能导致流产。

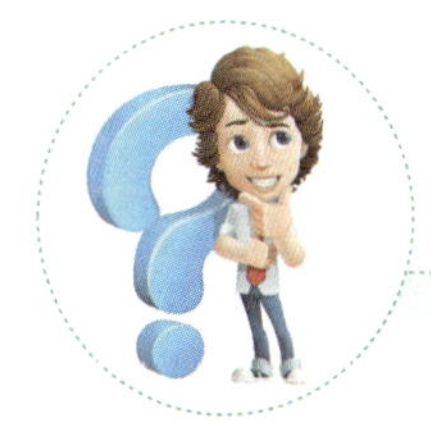

59. 孕期如何补充营养？

补充能量、蛋白质和必需脂肪酸：非怀孕时成年女性能量和蛋白质的每天推荐摄入量 1 800 千卡和 60 克，孕中期开始，胎儿生长速度快，对能量和蛋白质的需求量显著升高，孕中期孕妇应该在孕前平衡膳食的基础上额外多摄入能量 300 千卡和多摄入蛋白质 15 克。通过调整膳食摄入可以满足这些额外的营养需求，例如每天增加奶类 200 克，可提供 120 千卡的能量和 5 ~ 6 克蛋白质；再通过增加鱼、禽、蛋、瘦肉共计 50 克左右，可提供能量 80 ~ 150 千卡和优质蛋白质约 10 克。孕晚期孕妇每天需要增加 450 千卡能量和 30 克蛋白质，应在孕前平衡膳食的基础上每天增加 200 克奶，再增加鱼、禽、蛋、瘦肉共计 125 克左右。由于相同重量的鱼类与畜禽类食物相比，可以提供相同的优质蛋白质，但脂肪和能量含量明显少于畜禽类。因此，当孕妇体重增加较多时，可以多食用鱼类而少食用畜禽类食物。此外，鱼类尤其是深海鱼类，如三文鱼、鲱鱼、凤尾鱼等富含长链多不饱和脂肪酸，对胎儿脑和视力发育有益，每周最好食用 2 ~ 3 次。

补钙和维生素 D：孕早期主要是胎儿神经系统发育，对钙的需求与未孕时差异不大，如果孕妇膳食均衡，只要注意摄取含钙丰富的食物（如奶及其制品、虾皮、豆制品、芝麻酱、海带、深绿色蔬菜等）即可，同时适当运动，常晒太阳，让体内自身合成维生素 D，以促进钙的吸收，孕早期不需要额外补充钙。从孕中期开始，胎儿体格发育迅速，对钙的需要量显著增加。由于中国传统膳食不含或少有奶制品，每日膳食钙的摄入量仅 400 毫克左右，远低于建议的钙适宜摄入量。从孕中期开始，每日应食用至少 300 毫升牛奶或相当量的奶制品，同时补充 300 毫克钙，或饮用 500 毫升低脂牛奶，以满足钙的需要。

补充叶酸、铁和碘：每天保证食用 400 克各种蔬菜，并且以新鲜绿叶蔬菜为主，再补充 400 微克叶酸补充剂。孕中晚期每天增加 20 ~ 50 克红肉，每周吃 1 ~ 2 次、每次 20 ~ 50

克动物血和肝脏，满足铁的需要，贫血的孕妇可以通过铁剂纠正治疗。孕妇可以通过每日的碘盐和每周 1 ~ 2 次海产品（海带、紫菜、裙带菜、贝类、海鱼等）满足碘的需要。

补充维生素 A 和维生素 C：每天摄入深色的蔬菜和水果满足维生素 A 和维生素 C 的需要，如胡萝卜、菠菜、南瓜、西兰花、西红柿、猕猴桃、冬枣、柠檬、橘子等。

总之，通过食物多样化、荤素搭配、粗细搭配等可以为母亲和胎儿提供丰富的各种营养物质，既满足母亲和胎儿的身体发育需求，又可以预防腿抽筋（缺钙）、牙龈出血（缺维生素 C）、贫血（缺铁）等常见的孕期症状，使孕妇平安顺利度过孕期，并分娩一个健康的宝宝。

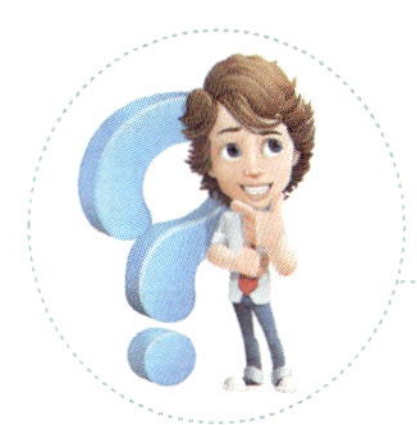

60. 孕期应该长多少体重？

孕期适当的体重增加是降低孕期疾病、降低巨大儿、低体重儿等风险的重要保障，孕期体重增加过多或过少对母子健康均有不良影响，孕期体重增加过多时，更容易出现妊娠期高血压疾病、糖尿病和分娩巨大儿，孕期体重增加过少时，新生儿低体重儿的可能性增加。而且，孕期体重增加对婴儿和母亲体重与健康还有长远影响，例如对以后发生肥胖、高血压、糖尿病产生影响。因此，理想的孕期体重增加可以促进母婴健康。

为了指导孕产妇保健、促进母婴健康，对孕前不同BMI的孕期体重增加推荐范围如下表：

根据孕前BMI确定的单胎孕妇孕期体重增加推荐范围（美国版）

孕前BMI/（千克/米^2）		孕期增重范围/千克	孕中期和晚期增长速度/（千克/周）
消瘦	＜18.5	12.5～18	0.51（0.44～0.58）
正常体重	18.5～24.9	11.5～16	0.42（0.35～0.50）
超重	25.0～29.9	7～11.5	0.28（0.23～0.33）
肥胖	≥30.0	5～9	0.22（0.17～0.27）

调整孕前体重到适宜范围，控制孕期增重总量和增加速度在推荐范围内，有利于母婴健康。

肥胖孕妇需注意平衡膳食和适量运动，不能因怀孕而放纵饮食。应避免高碳水化合物（如糕点、糖、巧克力、冰淇淋等）、高脂（肥肉、油炸食物等）等不平衡膳食，保证优质蛋白（鱼、禽、蛋、瘦肉、大豆等）和膳食纤维（蔬菜、水果、粗粮等）的摄入。此外，孕妇应安排适量的运动，如散步、做简单家务、孕妇瑜伽等，避免脂肪囤积，保持健康体重。

61. 孕期贫血怎么办？

孕期出现贫血是常见的状况，不必太慌张。由于怀孕6～8

周时孕妇总血液量开始增加，至怀孕第 32 ~ 34 周时达顶峰，总血液量比怀孕前约增加 1/3，并一直维持到分娩。虽然血液中血浆容积和红细胞数量均增加，但是血浆容积的增加大于红细胞数量的增加。因此，与孕前相比，使血液变得相对稀释，容易出现贫血，也称生理性贫血。

孕妇出现轻度贫血对自己和胎儿影响不大，但是如果没有及时纠正贫血，长期的贫血不但会导致孕妇乏力、头晕，还影响胎儿发育，导致胎儿个子小、智力差，严重时导致胎盘缺氧或坏死、胎儿窒息，甚至出现早产、死胎等。因此，孕妇必须关注和监测自己的贫血状况。孕中期之后，产检时一般都会进行贫血检测，当血红蛋白低于每升 110 克时，即为贫血。

贫血可以通过含铁补充剂进行治疗，还要注意膳食多摄入含铁丰富的食物，如红肉、动物血、内脏等。同时，注意多摄入富含维生素 C 的蔬菜、水果，或在补充铁剂的同时补充维生素 C，以促进铁的吸收和利用。

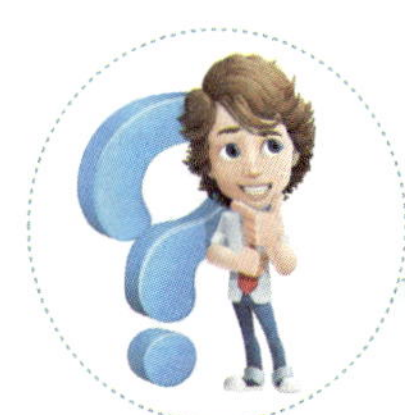

62. 什么是妊娠高血压综合征（妊高征）？

怀孕前血压正常，怀孕后出现收缩压≥ 140mmHg 和 / 或舒张压≥ 90mmHg，产后 12 周恢复正常；尿蛋白（-）；少数患者可伴有上腹部不适或血小板减少。妊娠期高血压是孕产妇和胎儿发病和死亡的主要原因。

妊娠高血压与母体的膳食密切相关，发生妊娠高血压孕妇要注意控制总能量摄入，肥胖增加妊娠高血压的风险，将孕期体重增加控制在适宜范围内有利于降低患高血压的风险。控制总脂肪摄入量，减少饱和脂肪摄入。保证优质蛋白，如鱼类、脱脂牛奶、大豆及制品等摄入。严格限制钠盐摄入，一般建议每天食盐量不超过5克。低钙导致高血压，钙镁比例也与高血压有关，补充钙、镁，纠正贫血有利于预防和控制高血压。

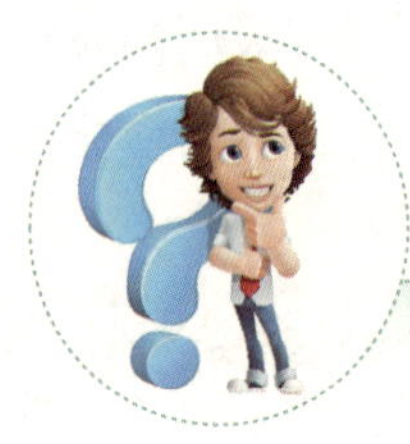

63. 得了妊娠糖尿病怎么办?

怀孕前血糖正常，怀孕后首次发现或发病的糖尿病为妊娠期糖尿病。一般在妊娠24～28周进行糖耐量测试，空腹服75克葡萄糖后一两个小时三项血糖值的正常上限分别为每升5.1毫摩尔、10.0毫摩尔、8.5毫摩尔，其中任一点血糖值达到或超过正常值，即可诊断为妊娠糖尿病（GDM）。妊娠糖尿病增加孕妇流产、高血压、感染、酮症酸中毒等的发生率，使胎儿更容易发生低体重、巨大儿、早产、畸形、新生儿低血糖、低钙血症、低镁血症、高胆红素血症等情况。

GDM患者的膳食以维持血糖在正常范围内为目标，通过控制食物总量和食物种类实现血糖控制，必要时配合药物治疗。妊娠期糖尿病患者应保证能量和营养素的需求，又要避免餐后高血糖或饥饿酮症，主食可多食用粗粮代替精米和精面制品，若食用水果，应适当减少主食量。限制膳食脂肪的摄入，尤其是动物油和饱和脂肪制成的零食等，避免进食富含胆固醇的食物，如动物脑、肝、肾等内脏及蛋黄等。要保证蛋白质的摄入量，尤其是优质蛋白，如鱼、禽、蛋、瘦肉、大豆。多吃富含膳食纤维的食物，如蔬菜、豆类、海带、粗粮等。饮食要规律，至少一日三餐，可在 3 次正餐之间加餐，但应做到加餐不加量，即少食多餐。

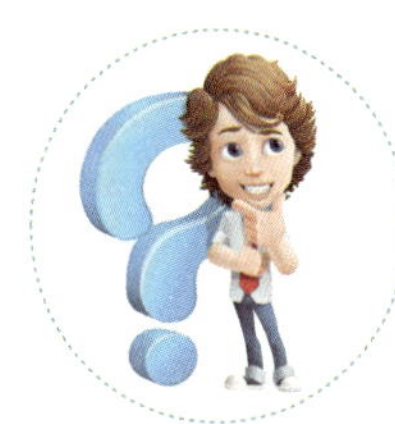

64. 成功哺乳需要做哪些准备？

健康的身体、良好的营养、愉快的精神、为婴儿进行母乳喂养的意愿等为成功哺乳储备良好的物质和精神条件。在孕前、孕期和哺乳期重视乳房卫生和健康，选择合适的方式锻炼身体，合理搭配膳食提高自身的营养状况为乳汁分泌储备物质条件。孕期与哺乳期，母亲心情愉悦为胎儿健康和乳汁分泌创造精神基础，哺乳时，环境舒适、心情愉悦、与婴儿进行语言和肢体交流等，都能为良好的哺乳和母婴健康起到积极作用。相反，乳母本身营养缺乏、惶恐和不安（担心身材、担心孩子吃不饱等）、家人不支持哺乳、自己不愿意进行母乳喂养等，均可导致母乳喂养失败，不利于婴儿与母体健康。

为了更好地进行母乳喂养，母亲应该提前学习母乳喂养的正确姿势。母亲必须掌握抱婴儿的正确姿势，即婴儿的头和身体呈直线、婴儿身体贴近母亲、婴儿的头和颈得到支撑、婴儿贴近乳房、鼻子对着乳头、但是鼻子不紧贴乳头、可以自由呼吸。母亲应该学会判断婴儿含接乳头是否恰当，含接的要点是婴儿上唇上面露出的乳晕比下唇下面多、婴儿嘴张大、下唇向外翻、婴儿的下巴贴到乳房。

65. 哺乳对母亲健康有哪些好处?

哺乳可促进子宫恢复、避孕、促进体重与体型恢复、增进母子感情，预防产后抑郁，并且减少乳腺和卵巢疾病的发生。产后尽快用母乳喂养新生儿，可刺激母体分泌催产素，引起子宫收缩，减少发生产后子宫出血，还可以促进产后子宫较快地恢复到孕前状态。喂奶的妈妈与没有喂奶的妈妈相比，前者产后月经恢复推迟，有的母乳喂养的妈妈在产后 4 个月甚至 12 个月才恢复排卵机能，因此，哺乳有助于避孕。同时，由于乳汁分泌需要消耗妈妈身体内大量的能量，哺乳可促进母体脂肪的消耗，帮助母亲恢复体重和体型。哺乳过程中，可迅速建立母子感情，有利于母婴的精神状态，降低产后抑郁的发生，促进婴儿智力的发育。分娩后坚持母乳喂养，能保持乳腺通畅，对乳腺癌和卵巢癌起到一定

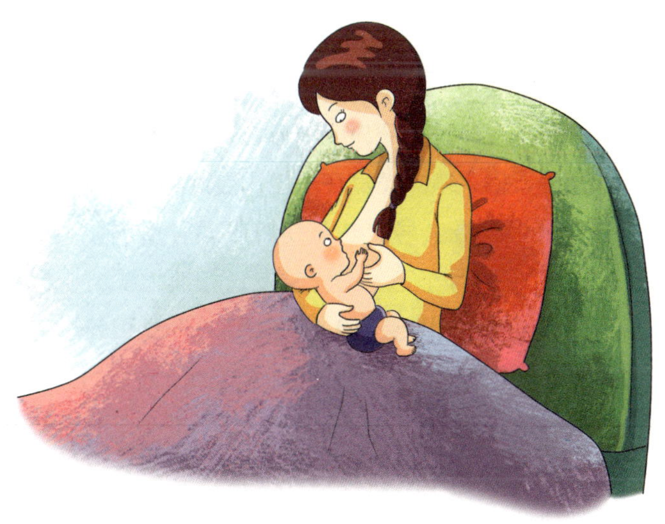

预防作用，母乳喂养时间越长，患卵巢癌的概率越低。

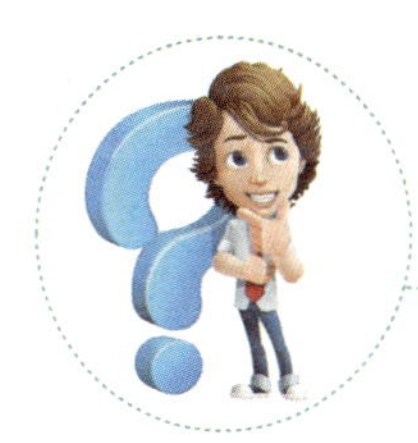

66. 母乳够孩子吃吗？

大多数母亲分泌乳汁的能力比一个 6 个月内婴儿需要的乳量大得多。母亲实际分泌的乳汁量主要根据婴儿的胃容量和营养需要量进行自动调节。产后当婴儿开始吸吮乳头，乳汁的分泌量很快增加。一般情况下，产后第一天分泌乳汁约 50 毫升，第二天约 100 毫升，第二周时每日约为 500 毫升，一个月时每日为 650 毫升，3 个月后营养状况良好的母亲每日乳汁分泌量

750～1 000 毫升。母乳喂养能满足 6 个月内婴儿的消化道发育和营养需求。

过早给婴儿喂食其他液体或固体食物可能降低母乳分泌量，降低婴儿营养素摄入量（尤其在未使用婴儿食品时），并可能会引入感染源或污染源，导致儿童易发腹泻等疾病，不利于婴儿健康。婴儿到 6 个月左右，消化道发育和消化酶分泌已经为接受母乳以外的食物做出一定的准备，婴儿身高和体重的快速增长也需要从母乳以外的食物补充营养。因此，6 个月之后在继续母乳喂养的同时，要逐步添加固体和半固体食物，以促进儿童牙齿、消化系统和体格与智力发育，并在 2 岁左右转换到从完全和部分依赖母乳，过渡到全部依赖食物的日常膳食模式。但是，值得注意的是，儿童的食物最好单独制作，从无盐到少盐，少油，不添加调味品，培养孩子良好的饮食习惯，预防长大以后出现慢性病。

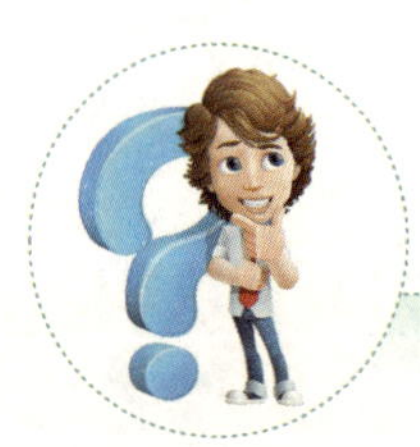

67. 妈妈营养不足对乳汁会有影响吗？

健康而且营养状况良好的妈妈，其膳食状况对乳汁中营养素水平的影响较小，当偶尔或短期膳食营养不佳时，母体会动员身体的物质储备来满足乳汁中营养素的含量。但是如果妈妈在孕期和哺乳期存在长期的蛋白质、能量、维生素、微量元素等营养素不足或缺乏，不但会影响乳汁中营养素水平，也可能造成乳汁分泌量减少，甚至停止泌乳。乳汁中维生素 A、维生素 B、维生素 C 等的含量也不同程度地受母亲膳食维生素摄入量的影响，尤其当母体自身存在这些维生素缺乏时，乳汁中这些维生素的水平将明显受膳食摄入量不足的影响。对于营养状况良好的母亲，如果哺乳期采取节制饮食，也可使乳汁分泌量迅速减少。乳汁分泌量少是母亲营养状况不良的一个信号。当母亲能量摄入很低时，可使乳汁分泌量减少到正常的 40% ~ 50%，严重营养缺乏时，乳汁分泌量可降低到每天 100 ~ 200 毫升，饥荒时甚至可能完全终止乳汁分泌。对于营养状况较差的乳母，补充营养，特别是增加能量和蛋白质的摄入量，可增加泌乳量。

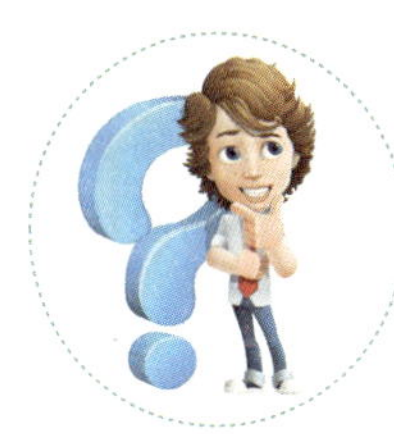

68. 如何保证哺乳期摄入充足的优质蛋白质？

蛋白质是人体必需的营养素之一。乳母处于特殊的生理阶段，不但要维持自身需要，还要分泌乳汁哺育婴儿，乳汁中含有的蛋白质皆来自母体。因此，要重视乳母蛋白质的摄入量和蛋白质质量。多种食物包括动物性食物和植物性食物可以为人体提供蛋白质，其中动物性食品如鸡蛋、畜禽肉、鱼类等可提供优质的蛋白质，乳母每天应增加总量 100 ~ 150 克的鱼、禽、蛋、瘦肉，其提供的蛋白质应占总蛋白质的三分之一。大豆类食品能提供质量较好的蛋白质和钙质，也要充分加以利用，尤其在受经济条件限制的地区或素食者，可多摄入豆类及其制品，以供给充足的蛋白质。优质蛋白质的氨基酸组成与比例与人体蛋白质相似，人体对这些蛋白质的吸收利用率高，有利于母体蛋白质和乳汁蛋白质的合成，促进母婴健康。

69. 哺乳期间如何进行微量营养素的补充?

在哺乳期间，需要优先考虑的营养素包括维生素 A、维生素 B_1、维生素 B_2、维生素 B_6、维生素 B_{12}、碘和硒。由于母体摄入或储备不足使乳汁中这些微量营养素的含量降低，将对婴儿生长发育产生不利影响。已经证明，通过给母亲补充这些微量营养素可使乳汁中这些营养素的浓度迅速恢复。由于婴儿体内这些微量营养素的储备较低，需要从母乳或辅食中获得这些营养素，因此，母亲应该重视对这些营养素的补充。

母亲膳食中的叶酸、钙、铁、铜和锌等营养素摄入量和储备对于母乳中这些营养素的浓度或婴儿营养状况的影响微弱，给乳母补充这些营养素对母体的益处大于婴儿。

为了维持母体钙平衡和满足乳汁钙水平，乳母每天需要摄入钙 1 000 毫克。500 毫升牛奶可提供约 540 毫克的优质钙，100 克豆制品可提供 100 毫克钙，加上膳食中其他食物来源的钙（约400毫克），可以满足钙的需求。如果饮奶量不足可采用钙剂补充。乳及乳制品（如牛奶、酸奶、奶粉、奶酪等）含钙量最高，并且易于吸收利用，小鱼、小虾米（皮）含钙丰富，可以连骨带壳食用。深绿色蔬菜、豆类也可提供一定数量的钙。此外，还要注意补充维生素D(多晒太阳或服用鱼肝油等)，以促进钙的吸收与利用。

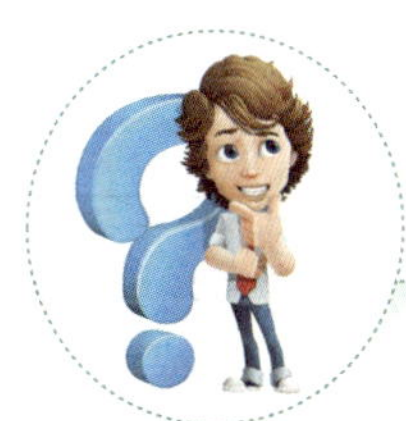

70. 产后第一个月该怎么吃?

从胎盘娩出至产妇全身各器官除乳腺外恢复至或接近于妊娠前状态，包括形态和功能，这一阶段称为产褥期，一般规定为6周。我国传统上的产后“坐月子”实际上就包含在医学上的产褥期之内。

产褥期首先要注意食物充足，但不过量。我国大部分地区都有在月子里集中大量消费食物的习惯。如有些地区，乳母在月子里每天吃十几个鸡蛋，其他食品（如蔬菜、水果）则很少选用。要注意纠正这种食物单一、分配不均衡的问题。保持产褥期食物多样、充足而不过量，有利于妈妈健康，保证乳汁的质与量，促进持续进行母乳喂养。同时，可以防止食物过量导致的消化不良、肥胖等问题。

其次要重视蔬菜、水果的摄入。新鲜蔬菜和水果含有多种维生素、矿物质、纤维素、果胶、有机酸等成分，这些食物可增加食欲、防止便秘、促进泌乳，母亲需要每天吃蔬菜和水果 500 克以上。在蔬菜的选择上，应该优先选用带颜色的蔬菜，如各种绿叶蔬菜、胡萝卜、南瓜、西红柿等，这些蔬菜可以补充母体和婴儿对维生素 A、维生素 C 等多种微量营养素的需要，增强机体免疫力，促进健康。有的地区产后有禁吃蔬菜和水果的习惯，应予以纠正。

此外，要注意补充水。妈妈每天摄入的水量与乳汁分泌量有密切关系，水分摄入不足可使母乳分泌量减少。所以产后妈妈每天应多喝水，还要多吃流质的食物如肉汤、各种粥等，用以补充乳汁中的水分。但是汤水主要提供了母体和乳汁对水的需求，仍然需要通过食物满足母体和乳汁对蛋白质、脂肪、碳水化合物、维生素、矿物质等需求，因此不可重视汤水摄入而忽视食物搭配和摄入，以免导致母亲和婴儿营养不良。

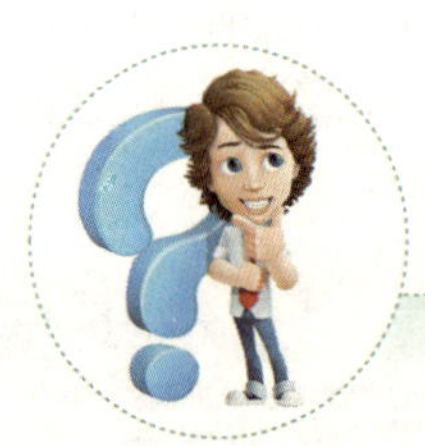

71. 产后应如何锻炼身体?

孕期体重过度增加及产后不能成功减重，是导致女性肥胖发生的重要原因。产后在注意合理膳食的同时，还应进行适当运动和做产后健身操，促进机体复原，保持健康体重，减少产后肥胖的发生。坚持母乳喂养有利于减轻体重，进行强度适当、规律性

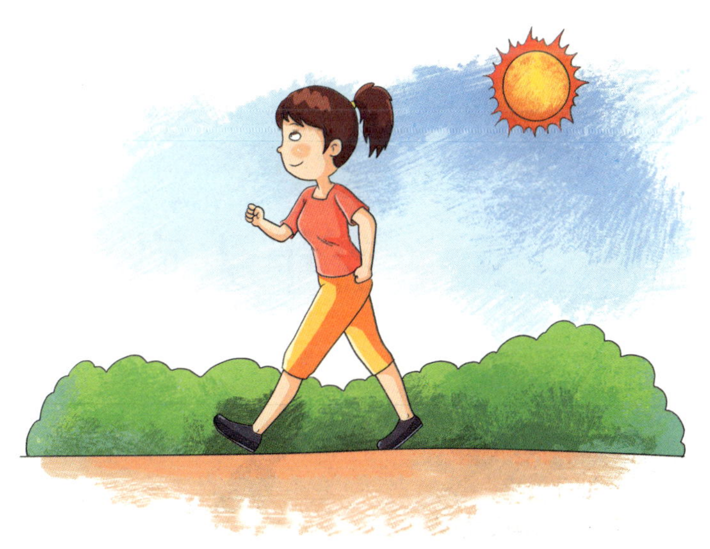

的身体活动和锻炼，也不会影响母乳喂养的效果。顺产的妈妈根据自身体力和精力，当天即可下床走动，剖宫产的妈妈第二天也可下床走动。月子内可以做轻微家务、散步、在床上坐抬腿等简单运动。顺产的妈妈在产后 4 ~ 6 周以后可以开始健身运动，剖宫产的妈妈需 6 ~ 8 周以后运动，过早运动不利于子宫恢复和伤口愈合。开始运动时应该从简单、局部、小强度运动开始，如伸展、踢腿、倾斜等，逐渐恢复肌肉、关节、脊柱的运动能力，随着身体恢复和运动能力增加，可以进行中等强度的运动，如快步走、健美操等。月子过后，可以根据身体情况，增加户外阳光下的活动时间，增加维生素 D 合成，促进骨骼健康。

第五章

老年人营养

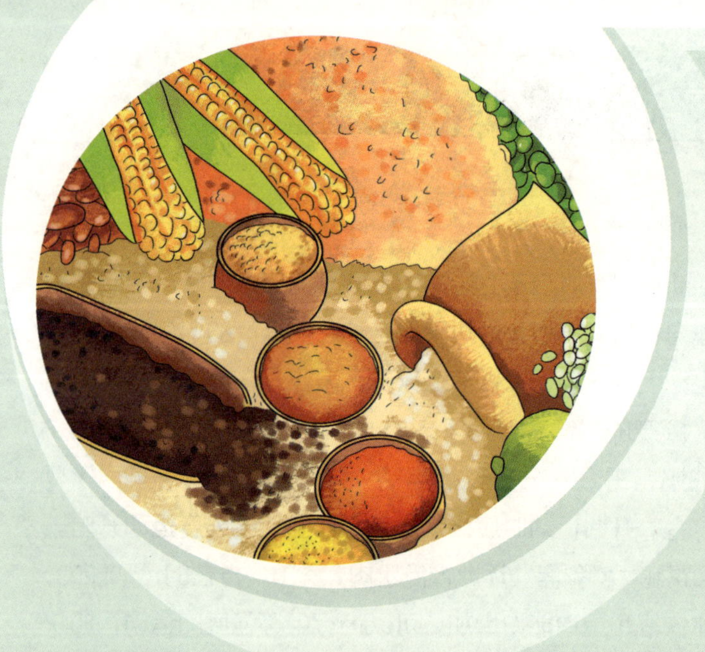

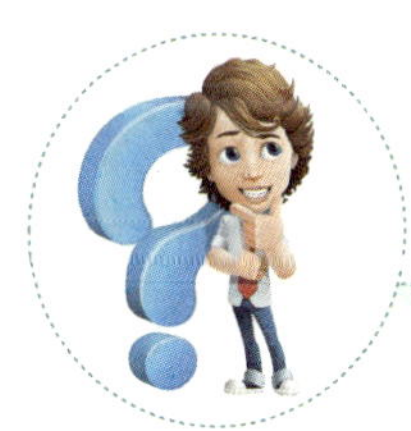

72. 老年人的生理特点有哪些？

衰老是人体对内外环境适应能力减退的表现。老年人生理状况通常发生以下变化：

（1）体表外形改变

老年人须发变白，脱落稀疏；皮肤变薄，皮下脂肪减少；结缔组织弹性减低导致皮肤出现皱纹；牙龈组织萎缩，牙齿松动脱落；骨骼肌萎缩，骨钙丧失或骨质增生，关节活动不灵；身高、体重随增龄而降低（身高在 35 岁以后每 10 年降低 1 厘米）；指距随增龄而缩短。从而造成活动能力降低，食欲和消化功能下降，饮食行为受限等影响。

（2）器官功能下降

老年人的各种脏器功能都有不同程度的减退，如视力和听力的下降；心脏搏出量可减少 40% ~ 50%；肺活量减少 50% ~ 60%；肾脏清除功能减少 40% ~ 50%；脑组织萎缩；胃酸分泌量下降等。由此，导致老年人器官储备能力减弱，对环境的适应能力下降，容易出现各种慢性退行性疾病。

（3）机体调节控制作用降低

老年人动作和学习速度减慢，操作能力和反应速度均降低，加之记忆力和认知功能的减弱和人格改变，常常出现生活自理能力的下降；老年人免疫防御能力降低，容易患各种感染性疾病；免疫监视功能降低，容易患各种癌症。

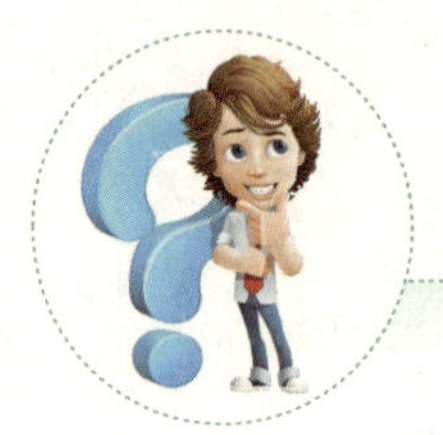

73. 老年人怎样才能做到吃动平衡？

吃动平衡就是通过食物吃进的营养与用于维持生命活动消耗的营养之间的平衡。从老年人健康角度考虑，主要就是要管住嘴，迈开腿，保营养，体重对。

吃平衡，老年人要根据自己的能量需要与运动状态来确定吃多少。活动多的，要多吃点；体重低的，也要多吃点；不太活动、爱静的，要少吃点。

动平衡，老年人要根据体重变化确定运动目标与运动量，体重超标的，要运动多点，即适当增加运动频率和运动时间。体重偏瘦的，要运动少点，运动量、运动时间可适当短些，不要做剧烈的运动；在体重达标时，再适当加大运动量。

经常称体重，最好每周称一次体重，根据自己体重是否在适宜范围内，对饮食和运动进行及时调整。老年人体重是否适宜可根据体质指数（BMI）进行判定。18.5 < BMI < 24.0 视为健康体重，BMI < 18.5 为消瘦，BMI ≥ 24 为超重，BMI ≥ 28 为肥胖。举例来说，如果一位身高 1.7 米的男性老人，体重 65 千克，BMI 为 22.5，属于正常体重。目前有多项国外研究结果提示，

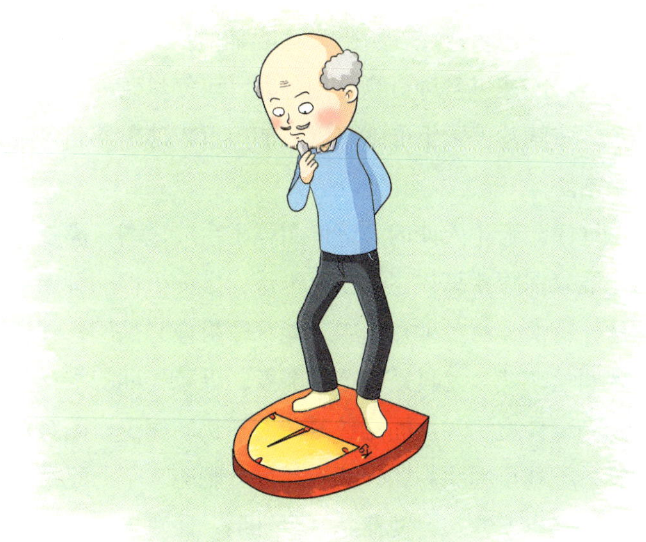

老年人的 BMI 达到 21.0 ~ 26.9 千克 / 米 ^{2} 最为适宜。

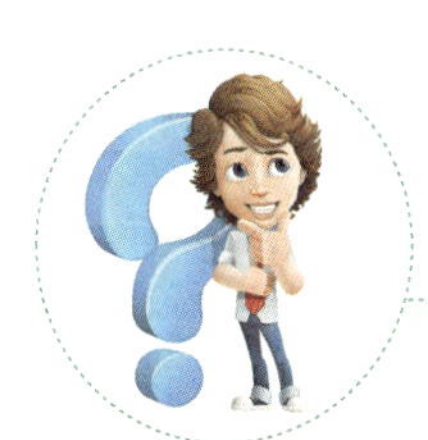

74. 食物多样化对老年人健康有哪些好处？

食物多样化就是尽可能吃不同种类的食物，像《膳食指南》推荐的那样，平均每天不重复地吃 12 种以上食物，每周在 25 种以上，这是保证均衡营养、维护健康的关键。

营养全面。食物多样化有助于获得满足健康需要的全部营养素，并保证这些营养素的数量和比例是适宜的。这是因为每种食物的营养物质都各有特点，单吃某种或某类食物，很难满足人体的营养需要。而通过各种食物互相搭配，可使其营养物质取长补短，整个膳食的营养素组成就可以更加接近人体需要，才会有利于营养平衡。

促进健康。老年人体内分解代谢强于合成代谢，需要有足够的营养物质来保障新陈代谢的正常进行，维护机体的健康，根据食物的营养特点，从多种食物中才能获取机体必需的营养物质。而老年人消化功能，尤其是咀嚼功能差，以及长期的膳食习惯，易使其偏向某种食物，从而导致某些营养物质偏少，而有些营养物质过多，不利于健康。如有的老年喜食肥肉，不愿吃蔬菜，长期保持这种膳食习惯，会使血脂水平升高，还会出现便秘。多样化的饮食对健康有长期保护效应，有助于促进老年人健康，延缓衰老，预防营养不良、增强机体的抵抗力和组织细胞的修复能力。

保障安全。食物在种植和养殖过程中使用的化肥、农药、兽药等化学物质，会或多或少地在食物中残留，给饮食安全带来风险。从食物安全性来看，食物品种增多，每种食物的食用量相应就少，食物中可能存在的对人体健康不利物质的摄入量也就减少。因此，食物多样化可以在一定程度上降低不安全食品带来的威胁，可能减少致癌物质或其他不安全食品的摄入量。

老年人保证食物摄取多样化应包括以下几方面：

（1）类别多样：老年人一日的膳食中应包括5大类食物：谷类及薯类，动物性食物，豆类和坚果，蔬菜、水果和菌藻类，烹调油及调味品。在每个类别中，也需要经常更换，如主食要有米、有面、有粗杂粮，不宜天天只吃白米饭，而需要米饭、馒头、水饺、馄饨、包子、八宝粥、杂粮粥等经常调换。蔬菜、水果、肉类、鱼虾、食用油等也可以经常更换。

（2）品种多样：推荐老年人从以上 5 大类的每一类食物中尽量选用多种食物，争取做到每日平均有 12 种食物，尽量制作含有多种食物的菜肴或膳食，如八宝粥、肉菜大包、水饺、春卷、青椒木耳肉片、鸡蛋饼、芹菜豆干、凉拌三丝（萝卜、青笋、海带）；将麦片、面包、馒头、干饭加入到牛奶或豆浆中等，这些由多种食物组成的菜肴或膳食，能提供多种营养素，充分发挥营养素互补的作用。

（3）荤素搭配：荤素搭配的食物清香可口、营养齐全，不仅可实现氨基酸互补，能提高蛋白质的营养价值。如豆制品、面筋等“素食”可以和肉、禽、虾等“荤菜”搭配食用，做成肉末豆腐、虾仁豆腐或鸡丝炒面筋等菜肴；而且使荤菜、素菜的营养不足得到改善，如将蔬菜加到肉食中，不仅增加食物的美味，可使荤菜中缺乏的维生素 C、膳食纤维得以弥补，也使素菜中缺乏的蛋白质、脂肪、吸收率高的铁、维生素 A、B 族维生素等得以补充，还增加了营养素的协同作用，如青椒炒肉，肉中的肉类因子与青椒中的维生素 C 可共同促进青椒中游离铁的吸收。

（4）形式多样：通过不同烹饪方式可以制成形式多样的食物，例如，用蒸、煮、烙的方法可将面粉制成馒头、花卷、面条、面疙瘩，烙饼；用炖、炒、蒸、汆的方法可将肉做成炖肉、肉片、粉蒸肉、肉圆子。同样，可将不同烹饪方法做成的食品进行搭配，比如一餐中有干有稀、有菜有汤，也能做到食物形式多样。将面包、包子等和玉米面粥、绿豆小米粥、红小豆大米粥搭配；汤煲类的荤素食物可以与米饭、南瓜饼、玉米棒、荤素炒菜等一起食用。这些形式多样的食物和搭配方法有利于促进食欲。

（5）颜色多样：不同颜色的食物所含有的营养素有所不同，如白色的粳米中含淀粉较高，红色的猪肉中含蛋白质、脂肪、铁、维生素 B_2 较高，黄色的胡萝卜中含有丰富的胡萝卜素，绿色的小白菜中维生素 C、胡萝卜素、钙非常丰富，而紫色的紫菜中含有适量的碘等，如果一餐中有白米饭、小白菜胡萝卜炒猪肉丝、再加上一碗紫菜汤，多种颜色的食物合理搭配，不仅营养丰富，提供了许多老年人需要的营养物质，而且还可增加食物的风味，促进食欲。

（6）口味多样：老年人的食物要注意烹饪口味多样化，许多食物本身具有特有的酸、甜、苦、辣，在食用时可以进行搭配来增进食欲。如利用西红柿炒鸡蛋、芹菜香干炒肉丝，可更全面提供营养物质，还能诱发食欲。鸡蛋的做法也不宜天天一律蒸蛋羹，可在不同的日子里选择用炒蛋、蛋羹、蛋汤、蛋饺、五香茶叶蛋，同样能增进食欲。

具体来说，建议老年人平均每天摄入 12 种以上食物，如果难以做到，也可在每周达 25 种以上，可按下列方案来安排。

建议的主要食物品种类数

食物类别	平均每天种类数	每周至少种类数
谷类、薯类、杂豆类	3	5
蔬菜、水果类	4	10
畜、禽、鱼、蛋类	3	5
奶、大豆、坚果类	2	5
合计	12	25

就一日三餐而言，也可做到食物多样。

主要食物品种数一日三餐的分配

餐别	平均食物种类数 / 种
早餐	4～5
中餐	5～6
晚餐	4～5
零食	1～2

当然，这并不是说各种食物都要按同一数量来摄取，如米饭要吃 1 斤（500 克），猪肉也需要吃 1 斤（500 克），坚果同样要吃 1 斤（500 克）；而是根据老年人自己的喜好，膳食中有一定数量即可，如米饭 1 斤（500 克），猪肉 1 两（50 克），坚果 1 小把（10 克）。

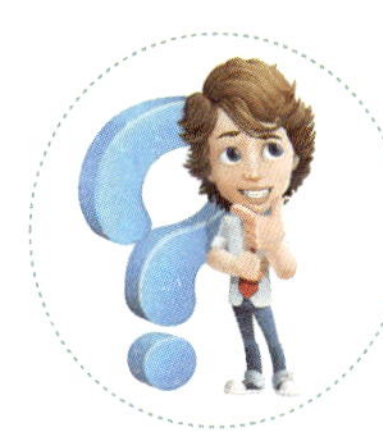

75. 为什么提倡老年人的食物要粗细搭配？

通常认为白米和白面是细粮，随着农村生活水平提高和对食品口味要求的提高，粮食加工越来越精细。精白米面细腻、口感好，消化吸收率较高，但是最大的缺点是营养损失多。谷类食品是 B 族维生素的主要来源，并含丰富的可溶性膳食纤维、矿物质、植物化学物，这些成分大多存在于稻麦的皮层和谷胚中，粮食加工越精细，营养成分损失越多。老年人如果长期吃精白米面，往往会引起多种营养素的缺乏。因此老年人要有意识地多选择粗杂粮，做到粗细搭配，保证营养均衡。

粗粮、杂粮包括了多种谷类和豆类食物，比如小米、玉米、荞麦、大麦、燕麦、高粱、大豆、蚕豆、绿豆、豌豆、红米、黑米、赤豆、扁豆等。与细粮（大米、白面）相比，粗粮和杂粮中含有较多的膳食纤维、B 族维生素、矿物质、植物化学物。因此，粗细搭配有利于增加维生素 B_1、维生素 B_2、烟酸、泛酸、吡哆醇等的吸收。而且粗杂粮中含丰富的可溶膳食纤维和植物化学物，可减少肠道对胆固醇的吸收，促进胆汁的排泄，降低血胆固醇水平，同时具有抗氧化、预防动脉硬化，降低老年人罹患心血管疾病危险性的作用。

如果能做到粗细搭配，既可满足老年人对易于咀嚼消化的细粮的需要，有利于必需营养物质的摄取、消化、吸收，同时，适量的粗杂粮不会引起消化道的不适，也提供了细粮中易于缺乏的膳食纤维、维生素和矿物质，从而使膳食的营养物质更加全面。因此农村老年人不能越吃越精细，而建议饮食要粗细搭配，每天吃粗粮至少 50 克，最好能吃到 100 克。

老年人膳食中进行粗细粮搭配有两层意思：一是适当多吃一些传统上的粗粮，即相对于大米、白面这些细粮以外的谷类和杂豆，包括小米、玉米、大麦、燕麦、荞麦、薏米、高粱、红小豆、绿豆、芸豆等；二是目前谷类消费主要是加工精度高的精米白面，要适当增加一些加工精度低的米面。

粗杂粮吃起来口感通常要比细粮差一些，蛋白质、矿物质的消化利用率也较低，因此老年人要讲究食物的搭配和合理制作，以改善口感，使粗杂粮既好吃、松软容易消化，又有营养。

（1）合理安排：老年人要有吃粗粮、促健康的意识，在每日膳食中留意合理安排些粗粮杂粮，使粗粮、细粮、薯类的比例达到1：2：1。在不经意之际吃上粗粮，这样既保证饭菜的可口易消化，又保证粗细粮的合理搭配。早餐、中餐、晚餐、零食中都可以安排粗粮的摄取，一块粗粮饼干、一个粗粮馒头、一碗八宝粥或燕麦粥，都是很好的方法。老年人根本不需要刻意专门去为吃粗粮而吃粗粮。

（2）粗细混食：对于整粒的粗杂粮，可通过久煮慢熬、高压处理等方式，将粗杂粮一同制成可口的粥或饭。如把荞麦、燕麦、杂豆等粗粮和大米放在一起煮饭或煮粥（红豆粥、绿豆粥、玉米粥、大米小米粥等），如把玉米、薏仁米、黑米等多种粗粮与白果、百合、莲子、桂圆等搭配做成八宝粥、八宝饭（原味或甜味）；或把粗粮、杂豆等与大米蔬菜等搭配做成腊八粥（咸味）；或将粗粮与果仁或豆类等搭配做成各式羹类，如黑米赤豆羹、薏米绿豆百合羹等；也可以将其和蔬菜或肉蛋类食物搭配，如混入蔬菜、豆沙、肉类、菌菇等的馅料中，做成各色包子、饺子、馍馍等。在改善口感的同时，发挥营养物质的互补作用，提高营养价值。

（3）粗粮细作：整粒的粗杂粮较坚硬、难以嚼碎不易消化吸收，因此粗粮要巧做，可将其加工粉碎成为颗粒或粉末状，再掺入到其他食物中，做成多种花色品种：如杂粮面包、杂粮饼干、杂粮糕点等。在白面粉中加入玉米粉、荞麦粉、高粱面等，也可做成各色面条、馒头、发糕、饺子皮、窝头等。还可以与芝麻糊、麦片、藕粉、米粉等混合，做成多种美味可口的羹或糊。

（4）干稀混食：粗细粮混食非常适合老年人，将粗粮及其制品与牛奶、豆浆、稀饭等一起吃，还可用杂粮馒头配稀饭等，

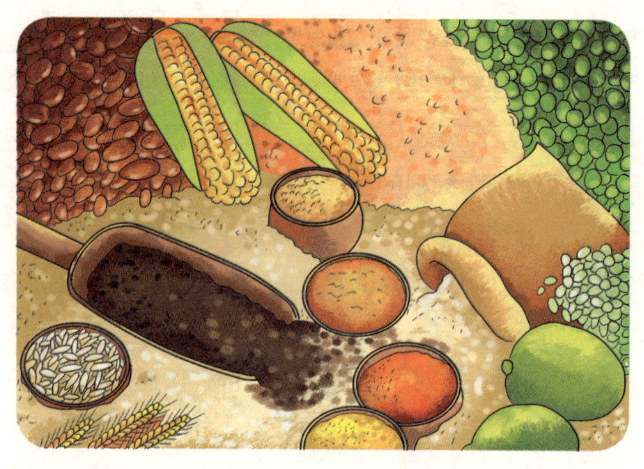

也都是很好的搭配方式。

总之，老年人可按粗细搭配、食物多样的原则，根据自己的饮食习惯进行各种组合和搭配，安排丰富多样的食用方法。

76. 老年人如何吃薯类食物?

常见的薯类有甘薯（又称红薯、白薯、山芋、地瓜等）、马铃薯（又称土豆、洋芋）、木薯（又称树薯、木番薯）。薯类富含淀粉、膳食纤维，除木薯外，马铃薯和甘薯中维生素、矿物质的含量也较丰富。

马铃薯含淀粉达 17%，维生素 C 和矿物质含量也很丰富，既可以做主食，也可做蔬菜，已成为中国的第四主粮。

甘薯蛋白质含量一般为 1.5%，碳水化合物含量高达 25%；甘薯中胡萝卜素、维生素 C、烟酸含量比谷类高；甘薯中还富含有一种黏液蛋白，一些薯（如紫薯）含有的花青素，有保护人体心血管壁的弹性、提高机体免疫力的作用。甘薯叶已成为餐桌上的蔬菜，它们的蛋白质、脂肪、糖分、钙、磷、铁的含量比一些叶菜类高。

木薯含淀粉较多，但蛋白质和其他营养素含量低，是一种优良的淀粉生产原料。薯类干品中淀粉含量可达 80%左右，而蛋白质含量仅约 5 %，脂肪含量只有 0.5%。

我国农村多数地区是适合种植薯类的地区，农村老年人有丰富的薯类资源和多种摄入途径摄取薯类食物：

作为主食。可吃红薯粥、红薯汤、煮红薯等作为早餐的主食。

作为菜肴。如可将土豆制成各种精美的菜肴，炒土豆丝、土豆炒肉丝 / 青椒、酸辣土豆丝、土豆烧（牛）肉、土豆炖排骨、土豆烧茄子、烧红薯等都是深受老年人欢迎的菜肴。

作为零食。烤地瓜、红薯汤也均是耐饥的零食。

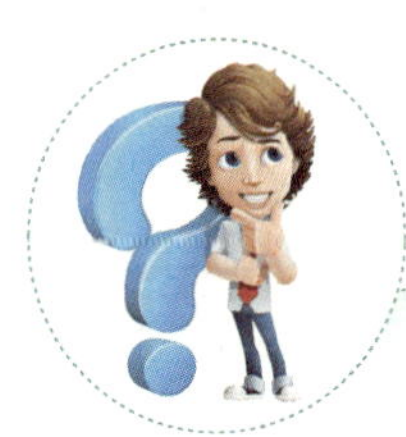

77. 老年人是否需要吃得越少越好？

随着年龄的增高，老年人各组织器官出现了不同程度的老化，并可能存在不同情况的慢性疾病。而且老年人体力活动减少，牙齿和口腔有问题或者情绪上有波动，都可能导致食欲减退，能量摄入降低，必需营养素摄入减少。有些老年人害怕患上慢性疾病或病情加重，就一味地节食少吃，殊不知吃得过少也会造成身体的各种疾病。

长期能量和蛋白质摄入不足会给老年人带来一系列健康危害，比如缺铁性贫血、体重减轻甚至消瘦、身体免疫力下降、疾病易感性增加，冷、热，情绪、环境变化或劳累等特殊状态下耐受能力降低、伤口愈合缓慢、容易骨折等。进食量少可使肠蠕动减弱，导致便秘，老年人便秘可能会造成排便屏气用力，可能发生意外。

因此，老年人既不能摄食过量，也不要摄食太少。

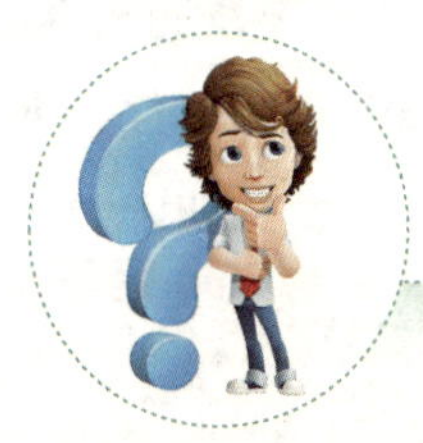

78. 老年人如何食用蔬菜?

吃多种蔬菜：保证每餐要有 1 ~ 2 种蔬菜，要求每天吃蔬菜 250 ~ 500 克，最好深色蔬菜约占一半，一周内吃到尽可能多种类的蔬菜。不同颜色的蔬菜经常轮换、搭配食用，蔬菜烹调时间要短，少用油盐。

多吃深色蔬菜：深绿色、深红色、橘红色、紫红色蔬菜营养丰富，富含胡萝卜素尤其 β－胡萝卜素，还含有其他类胡萝卜素和多种植物化学物等，不仅可促进食欲，还有清除氧自由基、抗氧化损伤、抗肿瘤等作用。常见的深绿色蔬菜有：菠菜、油菜、冬寒菜、芹菜叶、蕹菜（空心菜）、莴笋叶、芥菜、西兰花、西洋菜、小葱、茼蒿、韭菜、萝卜缨等；常见的深红色、橘红色蔬菜有：西红柿、胡萝卜、南瓜、红辣椒等；常见的紫红色蔬菜有：红苋菜、鱼腥草、紫甘蓝等。

吃十字花科和葱蒜属类蔬菜：十字花科蔬菜有白菜类，如小白菜、菜心、大白菜、紫菜薹、红菜薹等；甘蓝类，如椰菜、椰菜花、芥蓝、青花菜、球茎甘蓝等；芥菜类，如叶芥菜、茎芥菜（头菜）、根芥菜（大头菜）、榨菜等；还有萝卜类，葱蒜属类蔬菜包括葱、蒜、藠头、韭菜、洋葱等。十字花科蔬菜和葱蒜属类蔬菜含有植物活性物质和含硫化合物及重要的抑癌成分。

吃菌藻类食物：木耳、香菇、蘑菇、银耳、紫菜等菌藻类食物富含植物多糖，它们具有抗氧化、抑制肿瘤的作用。在海产菌藻类（如紫菜、海带）中还富含碘，应适当多吃。

吃全蔬菜：不同部位的蔬菜营养价值相差很大。同一蔬菜中叶部的胡萝卜素、维生素 B_2 和维生素 C 含量比根茎部高出数倍至十倍以上；蔬菜外部的膳食纤维含量高于菜心。不要扔掉莴笋叶、芹菜叶、萝卜缨、茄子皮、土豆皮、藕皮等部位，可以作为烹调原料进行加工食用。如莴笋叶、萝卜缨可以炒着吃，藕皮不要去除而直接炖汤或做成藕夹食用。

尽量食用新鲜蔬菜：蔬菜尽可能趁新鲜食用，现做现食，不要保存时间过长。如果一定要保存，就冷藏起来，避免因储存时间过久造成营养物质丢失。

少吃腌制蔬菜：蔬菜在腌制过程中不仅营养成分会有流失，

而且在某种条件下可能产生大量的亚硝酸盐，因此少吃腌制蔬菜。

采用适宜的烹调方式：蔬菜应先洗后切、急火快炒、开汤下菜、炒好即食。对牙齿不好的老年人，可将蔬菜切碎捣烂，制成蔬菜浆或蔬菜泥，以适合其牙齿和胃肠功能。

79. 为什么建议老年人尽可能喝奶？

牛奶以其营养成分全面、含钙量高、机体吸收利用率高、老少皆宜等优点，被全世界公认为是优质钙和优质蛋白质的重要来源。对老年人骨骼健康、预防癌症、呼吸道疾病和心血管疾病有重要作用。老年人饮奶应尽量保证多样化、结合自身特点选择适宜的形式。而目前我国农村老年居民膳食钙的主要来源是蔬菜和谷薯类食物，奶类或其制品提供的钙不到5%，我国农村老年居民膳食钙的摄入量远远低于推荐摄入量。

（1）喝奶对老年人的益处

有利于骨骼健康：中老年人由于饮食、内分泌失调、缺乏体育锻炼等因素的影响，往往会产生钙、磷代谢失调，骨钙流失，发生骨质疏松症。而牛奶含钙丰富，且易吸收，故常喝牛奶可推迟或减轻中老年人骨质疏松症的发生，有利于维持骨骼和牙齿的健康。

预防直/结肠癌：牛奶含钙高，含有维生素A、维生素C

等抗氧化物质。如用脱脂牛奶，可避免脂肪对结肠癌生长的促进作用；如用酸奶，可增加大肠中益生菌，显著抑制腐败菌的生长，对预防结肠癌有利。

有利于控制呼吸道疾病：美国的研究人员发现，慢性支气管炎常伴有维生素 A 缺乏。维生素 A 可以维持上皮组织的正常生长和分化，对呼吸道有重要的保护作用。而牛奶是维生素 A 的良好来源，1 升牛奶可以提供人体一天维生素 A 需要量的 46%。因此老年慢性支气管炎患者每天饮用适量的牛奶颇受益。

降低血压、血浆胆固醇：从奶制品中摄入的钙可以降低血压，从而对心血管疾病的早期预防起到重要作用；牛奶中含有的乳清酸能抑制人体内胆固醇合成，使血浆胆固醇含量降低。

（2）如何正确饮奶

坚持选用多种奶或奶制品：老年人每日饮奶宜品种多样，可采用多种组合方式，例如鲜牛奶 150 ~ 200 克和酸奶 150 克，全脂牛奶粉 25 ~ 30 克和酸奶 150 克。

乳糖不耐受者：在我国可能有 2/3 的老年人有乳糖不耐受，特别是对牛奶接触较少的农村老年人，这种人食用牛奶后就会引起腹痛、腹胀、腹泻、排气增多等不适症状。对于乳糖不耐受者选用牛奶的原则应尽量避免空腹饮奶，每天少量、多次、进餐时喝奶可减轻乳糖不耐受症状，也可以换用酸奶、奶酪、加乳糖酶的奶制品。

高血脂者：高脂血症是心血管疾病、糖尿病、痛风、肥胖等老年人易患慢性疾病的危险因素，喝低脂或脱脂牛奶可减少脂肪的摄入量，有利于这些疾病的预防。

喝奶多的人群：即使血脂正常的健康人，如果每天鲜牛奶的摄入量超过 300 克，或全脂牛奶粉超过 40 克，超过部分也最好摄入低脂或脱脂奶。

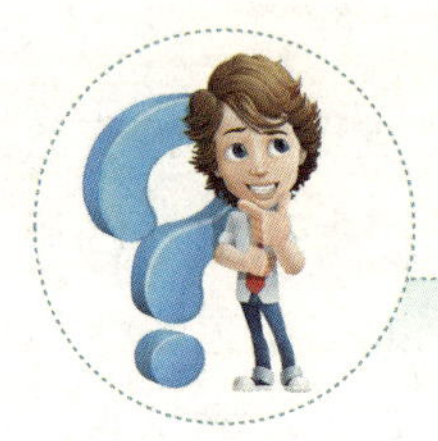

80. 大豆及制品有哪些营养特点？

大豆包括黄豆、黑豆和青豆。大豆制品通常分为非发酵豆制品和发酵豆制品两类。非发酵豆制品有豆浆、豆腐、豆腐干、腐竹等。发酵豆制品有豆豉、豆瓣酱、腐乳、臭豆腐、豆汁等。

大豆含有丰富的优质蛋白、不饱和脂肪酸、钙及 B 族维生素，是我国居民膳食中优质蛋白质的重要来源。

（1）蛋白质：大豆蛋白质含量为 35%～40%，富含谷类蛋白缺乏的赖氨酸，是与谷类蛋白质互补的天然理想食品。

（2）脂肪：大豆中脂肪含量为 15%～20%，其中不饱和脂肪酸占 85%，亚油酸高达 50%，还含有较多磷脂。

（3）碳水化合物：大豆中碳水化合物含量为 25%～30%，有一半是膳食纤维，其中棉籽糖和水苏糖，在肠道细菌作用下发酵产生气体，可引起腹胀。

（4）微量营养素：大豆中含丰富的磷、铁、钙，每 100 克大豆中分别含有 571 毫克、11 毫克和 367 毫克，明显多于谷类。大豆中维生素 B_1、维生素 B_2 和烟酸等 B 族维生素含量也比谷类多数倍，并含有一定数量的胡萝卜素和丰富的维生素 E。

（5）其他：大豆还含有多种有益于健康的成分，如大豆皂甙、大豆异黄酮、植物固醇、大豆低聚糖等。但是大豆中植酸含量较高，可能会影响铁和锌等矿物元素的吸收利用。豆制品发酵后蛋白质部分分解，较易消化吸收，维生素 B_2 发酵后含量有所增加。大豆制成豆芽，除含原有营养成分外还含有较多维生素 C，因此当新鲜蔬菜缺乏时豆芽是维生素 C 的良好来源。

实验证实，大豆不仅具有抗癌作用，还可以协调人体内分泌功能，起到预防多种疾病的作用。大豆及制品的营养功效：

（1）防癌：大豆中富含的大豆异黄酮类化合物可作为抗氧化剂阻止 DNA 氧化损伤，通过诱导肿瘤细胞凋亡、抑制肿瘤细胞基因表达等抑制肿瘤细胞的生长。另外大豆中富含的大豆皂甙也可抑制人类乳腺癌、前列腺癌、胃癌细胞的生长。

（2）抗衰老：绝经期是妇女进入老年期的开始，这一时期一些妇女出现燥热、潮红和老年性阴道炎，多起因于卵巢功能的衰退。大豆中的大豆异黄酮属于植物雌激素，长期补充可防止女性卵巢功能过早衰退，双向调节雌激素水平，从而缓解更年期症状；大豆中还有丰富的磷脂和必需脂肪酸，能改善细胞膜的硬化程度，逆转老化的细胞，延缓细胞的衰老，从而起到抗衰老的作用。

（3）防治骨质疏松症：由于代谢和内分泌等各方面的原因，老年人易患骨质疏松症，容易骨折。研究证明大豆中的异黄酮有雌激素样作用，如果在围绝经期及时补充大豆异黄酮，对预防骨质疏松有积极作用。

（4）防治心脑血管疾病：大豆可升高人体血清中高密度脂蛋白水平而降低血清低密度脂蛋白水平，常吃大豆和豆制品能有效地防治心脑血管疾病。大豆中富含低聚糖，在肠道中起“清道夫”作用，既能及时清除肠道中有害物质，保持大便通畅，又能维护血糖平衡，对防治老年人心脑血管疾病有重要意义。

大豆制品的常见食物形式是豆浆，对于患有心脑血管疾病的老年人或围绝经期妇女，推荐多食用豆浆。老年人饮用豆浆需注意以下事项：

（1）豆浆要煮熟煮透：大豆中含有一些抗营养因子如胰蛋白酶抑制因子、脂肪氧化酶和植物红细胞凝集素，如果豆浆没有煮熟煮透，可能引起中毒，出现恶心、呕吐、腹痛、腹胀和腹泻等胃肠炎症状。这些抗营养因子对热不稳定，通过加热处理可消除。

我们在煮豆浆时，往往认为豆浆“冒泡”就煮熟了，其实不然。因为皂毒素遇热膨胀，产生泡沫浮在上面，形成一种沸腾的假象，这时豆浆大约只有80℃，是半生半熟的，有害成分尚未完全被破坏。煮豆浆必须先用大火煮沸，再改用文火维持沸腾5分钟以上，使这些有害成分彻底分解。

1. 豆浆要煮熟煮透

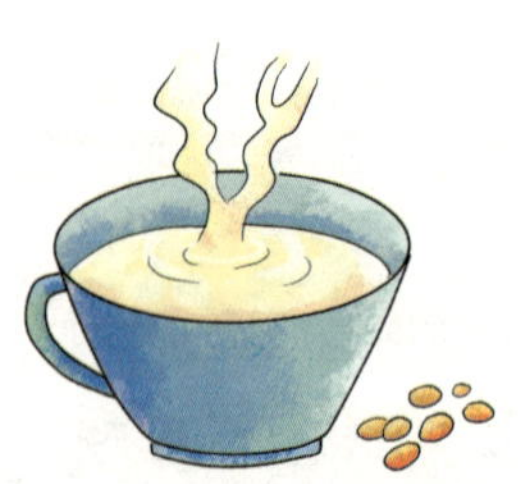

2. 喝豆浆时不宜加入红糖

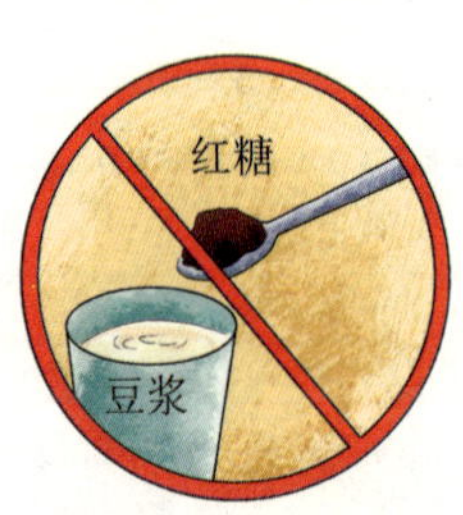

3. 不要用保温瓶储存豆浆

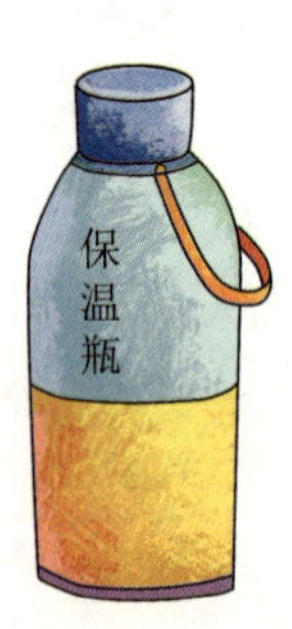

（2）喝豆浆时不宜加入红糖：红糖中有多种有机酸，能和豆浆中的蛋白酶结合，使豆浆中的蛋白质变成沉淀，不容易吸收，但是加入白糖就没有此现象。

（3）不要用保温瓶储存豆浆：用保温瓶装豆浆经过 3 ~ 4 个小时，豆浆就可能酸败不能饮用。而且，豆浆中的皂毒素可溶解保温瓶中的水垢，食用后对身体有危害。

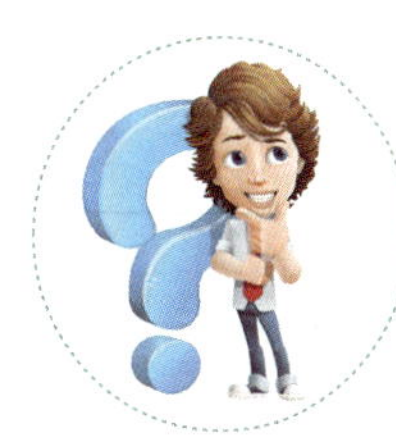

81. 老年人怎样吃坚果？

坚果是营养价值较高的一类食物。根据脂肪含量来分，可分为油脂类坚果（富含油脂，如核桃、花生）和淀粉类坚果（淀粉含量高而脂肪很少，如栗子、莲子）；按照其植物学来源来分，可分为木本坚果（如松子）、草本坚果（花生）。

其营养特点表现为：

（1）水分含量低，能量含量高；

（2）蛋白质含量为 12% ~ 22%；

（3）脂肪含量以油脂类坚果为高，约 40%，且多为不饱和脂肪酸；

（4）碳水化合物以淀粉类坚果为高，约 70%；

（5）富含矿物质和 B 族维生素，如维生素 E、B 族维生素（维生素 B_1、维生素 B_2、烟酸、叶酸）、钾、镁、磷、钙、铁、锌、硒、铜等。

食用坚果对老年人的益处：

（1）因为老年人进食量少，蛋白质摄取量可能偏低，且喜食烹饪油，血脂水平普遍较高，故老年人可适当选用一些含不饱和脂肪酸的坚果，如花生、核桃、黑芝麻等。一方面可以补充适量的蛋白质（坚果的营养价值与大豆相仿）；另一方面摄取一定量的不饱和脂肪酸，从而有助于机体降低血脂水平。

（2）坚果种类繁多，味道甘美，易于食用，有助于调节老年人的食欲。

（3）食用某些坚果对预防冠心病和中风、降低血压、保护血管弹性、预防癌症和老年痴呆有一定作用。比如：葵花子能治失眠、增强记忆力，对预防癌症、高血压和神经衰弱有一定作用。而开心果可谓“心脏之友”，可降低胆固醇含量，减少心脏病。南瓜子中含有丰富的泛酸，而泛酸可以缓解静止性心绞痛，并具有降压作用。花生中含有大量的精氨酸及白藜芦醇，前者具有潜在的抗结核作用，后者能抑制癌细胞浸润与扩散。常食杏仁的冠心病患者心绞痛发生的概率要比不食者减少 50%。杏仁有调节胰岛素与血糖水平的作用，是糖尿病患者的食疗方法之一。杏仁富含的硼与钙质，对预防更年期妇女骨质疏松也有一定益处。

老年人食用坚果的注意事项：

（1）主食进食少者，可适当吃点莲子、板栗等淀粉类坚果，以补充碳水化合物。但因板栗生吃难消化，熟食又易滞气，所以一次不宜多食，最好在两餐之间把栗子当成零食，或做在饭菜里吃，而不要饭后大量吃，以免摄入过多的热量，不利于保持体重。

（2）坚果虽好，但所含的能量却不低，如果长期大量食用坚果，也会增加能量的摄取，从而不利于健康。建议老年人每周坚果食用量不宜超过 70 克。

（3）正确食用坚果。有的人喜欢将核桃仁表面的褐色薄皮剥掉，这样会损失一部分营养，所以最好不要剥掉这层皮。新鲜栗子容易发霉变质，吃了发霉的栗子会引起中毒，注意变质的栗子不能吃。胆功能不良者应慎食松子。花生表面的花生衣有增加血小板数量、抗纤维蛋白溶解的作用，故高黏血症者宜去皮食用。人体对花生的消化吸收率较低，过量食用花生会加重胃肠负担，需引起注意。南瓜子最适合高血压病人食用，胃热病人宜少食，否则会感到腹胀。如果老年人牙齿不好可将坚果碾碎或做在饭菜中用炖、煮、蒸等方法烹调后食用，一样会达到其营养功效。

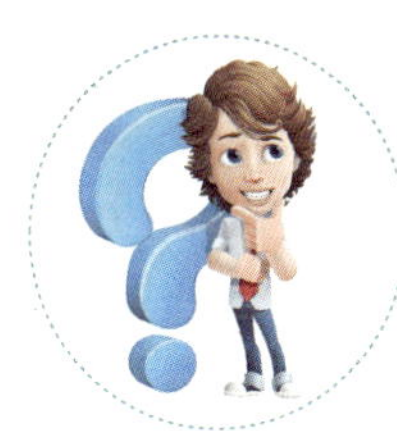

82. 老年人吃多少鸡蛋合适？

鸡蛋是一种营养价值很高的食品，不但含有丰富的优质蛋白质，而且还含有较多的维生素、矿物质以及卵磷脂等对人体有益的成分。但蛋黄中含有大量胆固醇，每 100 克达 1 510 毫克，是其他动物性食品的数倍甚至数十倍。因此，有些人认为食用鸡蛋可使血脂升高，是导致冠心病的祸根，老年人尤其是冠心病患者不宜吃鸡蛋，更不能吃蛋黄，致使有的老年人产生“望蛋生畏”的恐惧心理，或形成只吃蛋清、丢弃蛋黄的习惯。

吃鸡蛋是否会升高血脂水平，这主要取决于吃的量。如果适量摄入，不仅不会促进动脉粥样硬化和冠心病，相反对人体健康有益。一方面因为鸡蛋中含有丰富的卵磷脂是一种很强的乳化剂，能使胆固醇和脂肪颗粒变小，有利于脂类透过血管壁为组织所利用，从而使血液中的胆固醇减少；另一方面，鸡蛋中的胆固醇是和蛋白质结合在一起存在的，可以形成脂蛋白，这些脂蛋白本身就可以互相制约、互相抵消，而不会增加血脂的水平。鸡蛋蛋白含有丰富的优质蛋白质，其中含有较多的赖氨酸和蛋氨酸，可弥补谷类和豆类食物中赖氨酸或蛋氨酸的不足，从而明显提高这些食物蛋白质的营养价值；而蛋黄的蛋白质、脂肪和许多微量营养素含量都明显高于蛋清，鸡蛋黄含有丰富的卵磷脂，对增进和改善人们的记忆力大有裨益。所以，吃鸡蛋不仅不会损害健康，而且对健康有益。中国营养学会推荐健康老年人要坚持一日一蛋，有胆固醇轻微升高者可吃半个，并注意定期监测血清胆固醇水平。

对于老年人来说，吃鸡蛋应以煮、卧、蒸、甩为好，因为煎、炒、炸虽然好吃，但较难以消化。如将鸡蛋加工成咸蛋后，其含钙量会明显增加，可由每百克的 55 毫克增加到 512 毫克，约为鲜蛋的 10 倍，特别适宜于骨质疏松的中老年人食用。老年人食用鸡蛋应避免以下几点：

（1）空腹吃：无法营养滋补。空腹吃鸡蛋不是很好，空腹过量进食牛奶、豆浆、鸡蛋、肉类等蛋白质含量高的食品，蛋白质将被迫转化为热能消耗掉，起不到营养滋补作用。

（2）煎鸡蛋、茶叶蛋 ：破坏鸡蛋营养。有很多人喜欢吃煎鸡蛋，特别是边缘煎得金黄的那种，这个时候就要注意啦，因为被烤焦的边缘，鸡蛋清所含的高分子蛋白质会变成低分子氨基酸，这种氨基酸在高温下常可形成化学物质。而茶叶蛋是将茶和蛋二者一起长时间烹煮，会让茶叶中的大量鞣酸物质渗透到鸡蛋中，和鸡蛋里的钙质结合，从而阻碍身体对营养的吸收，还会抑制十二指肠对钙元素的消化，从而易缺钙和骨质疏松等病症。

（3）隔夜吃：滋生细菌。半生熟的鸡蛋，在隔夜了之后吃却不行！鸡蛋如果没有完全熟透，在保存不当的情形下，容易滋生细菌，如造成肠胃不适、胀气等情形。同时，有的人认为鸡蛋煮越久越好，这也是错误的。鸡蛋煮的时间过长，蛋黄中的亚铁离子与蛋白中的硫离子化合生成难溶的硫化亚铁，很难被吸收。

（4）生吃：肠胃不适。生吃鸡蛋，很可能会把鸡蛋中含有的细菌（例如大肠杆菌）吃进肚子去，造成肠胃不适并引起腹泻。鸡蛋的蛋白，含有抗生物素。蛋白需要高温加热破坏，否则会影响食物中生物素的吸收，使身体出现食欲不振、全身无力、肌肉疼痛、皮肤发炎、脱眉等症状。

（5）过量吃：增加肾脏负担。如大家所知，鸡蛋含有高蛋白，如果食用过多，可导致代谢产物增多，同时也增加肾脏的负担，造成肾脏机能的损伤。所以一般老年人每天吃1～2个鸡蛋为宜。

（6）加糖、加豆浆吃：损失营养成分。很多人喜欢在烹煮食物时，将鸡蛋跟糖一起煮。其实鸡蛋与糖一起烹饪，二者之间会因高温作用，生成一种叫糖基赖氨酸的物质，破坏了鸡蛋中对人体有益的氨基酸成分。另外，有很多人喜欢在早餐的时候吃上一个鸡蛋一个面包，再加上一杯豆浆。其实大豆中含有的胰蛋白酶，与蛋清中的卵松蛋白相结合，会造成营养成分的损失，降低二者的营养价值。

（7）烹饪鸡蛋时放味精：破坏鲜味。鸡蛋中含有氯化钠和大量的谷氨酸，这两种成分加热后生成谷氨酸钠，有纯正的鲜味。味精的主要成分也是谷氨酸钠，炒鸡蛋时如果放入味精，会影响鸡蛋本身合成谷氨酸钠，破坏鸡蛋的鲜味。

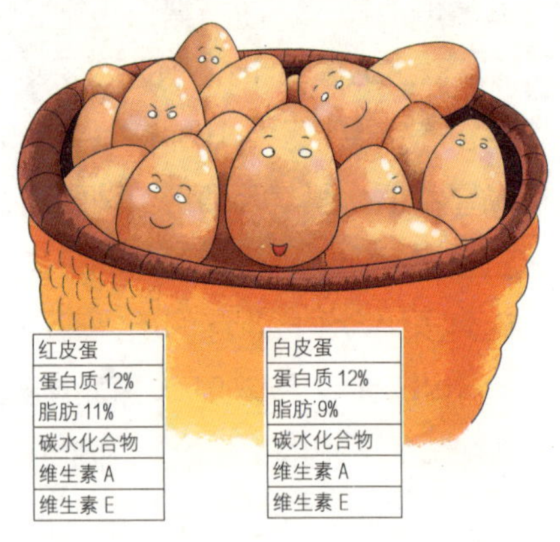

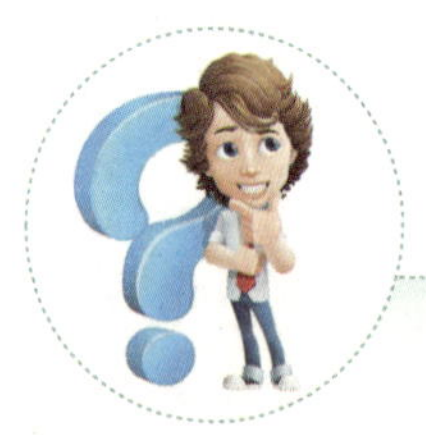

83. 为什么老年人要常吃适量的鱼、禽肉？

随着年龄的增长，老年人的消化功能减弱，食量减少，加上咀嚼功能降低，故多喜食肥肉，容易发生营养不足、血脂增高的情况。要保证老年人饮食中的营养素不仅要量足质好，而且还要易于消化吸收，鱼、禽肉是值得推荐的食物来源。

鱼肉、禽肉营养价值较高，因其颜色较浅，故有“白肉”之称。鱼、禽肉中含有丰富的蛋白质，其氨基酸组成与人体需要接近，属优质蛋白质；维生素含量较多，特别是脂溶性维生素和B族维生素含量丰富；铁、锌等微量元素含量丰富，消化吸收率也很高，有利于老年人的健康。因此老年人应经常吃些鱼、禽肉类。

（1）鱼肉的营养价值

①鱼类蛋白质含量为15%～22%，平均18%左右，鱼类蛋白质氨基酸组成模式与人体氨基酸需要模式较为接近，利用率较高，此外鱼肉纤维较细短，易于消化吸收。

②不同品种的鱼脂肪含量相差较大，平均5%左右，鱼类脂肪一般以多不饱和脂肪酸含量较多，如亚油酸、亚麻酸、二十碳五烯酸（EPA）和二十二碳六烯酸（DHA），也含有油酸、棕榈油酸等单不饱和脂肪酸。

③鱼类碳水化合物含量较低，仅1.5%左右，主要以糖原形式存在。

④鱼类含有一定量的维生素A、维生素D、维生素E，维生素B_2和烟酸含量也较高，维生素C含量则很低。鱼肝油是维生素A、维生素D的重要来源。鱼类矿物质含量1%～2%，其中硒和锌的含量丰富，钙、钾、氯、镁等含量也较高。海产鱼类富含碘，每100克碘含量达50～100微克。虾、贝类也是钙、锌、硒的良好来源。

（2）适合老年人吃的鱼

①秋刀鱼：秋刀鱼体内含有丰富的脂肪酸，含有人体不可缺少的廿碳五烯酸、廿二碳六烯酸等不饱和脂肪酸，EPA、DHA有抑制高血压、心肌梗死、动脉硬化的作用。如果经常吃秋刀鱼，可以预防高血压。

②带鱼：带鱼对脾胃虚弱、消化不良、皮肤干燥者尤为适宜，可用作慢性肝炎辅助疗法。常吃带鱼还可滋润肌肤，保持皮肤的润湿与弹性。带鱼含蛋白质、脂肪、维生素 A、维生素 B_1、维生素 B_2 和烟酸、钙、磷、铁、碘等。带鱼的吃法可蒸熟或煎熟食。带鱼的鳞可以保留，因为其鱼鳞不仅能够显著降低胆固醇、对抗动脉硬化，还含有一种抗癌物质，非常适合“三高”人群。

③深海鱼：每周至少进食两次深海鱼肉的老年人，患老年黄斑病变的概率较低。主要是因为鱼肉中含有丰富的 Ω-3 脂肪酸，对老年人的视网膜有保护作用。Ω-3 脂肪酸还有助于降低血压，减少心脏疾病的患病概率，并可以增强免疫力，加快新陈代谢。Ω-3 型脂肪酸无法在人体内自然形成，老年人要想摄取，必须从食物中获得。

（3）禽肉的营养价值

①禽类蛋白质含量为 16% ~ 20%，其中鸡肉、鹌鹑肉蛋白质含量较高，鹅肉次之，鸭肉较低，禽肉蛋白质含量高于心、肝、肾等内脏，氨基酸组成与鱼类相近。

②脂肪含量相差较大，火鸡、鹌鹑肉的脂肪低于鸡、鸽子和鸭、鹅，禽类脂肪中单不饱和脂肪酸含量高于多不饱和脂肪酸，肝中胆固醇含量大约是肌肉含量的 3 倍。

③禽类也是维生素 A、B 族维生素和铁的良好来源。

老年人食用鱼、禽肉类时可采用炖、煮、蒸等方法，为避免被鱼刺或骨头卡住，还可制成鱼丸、肉丸后食用，皮脂肪较厚的禽类（比如常见的鸭、鹅）可将皮去除后食用。

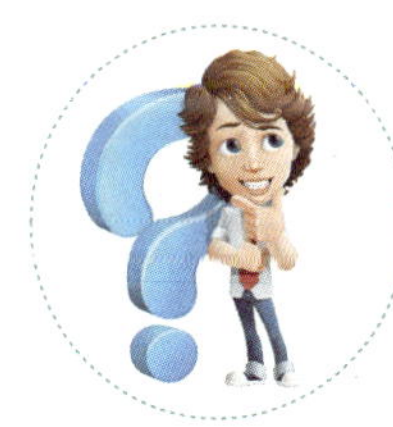

84. 为什么老年人要吃适量的瘦肉？

老年人代谢功能减弱，基础代谢降低，运动量也相应减少，能量消耗不如年轻时多，因此易发生肥胖、血脂异常、动脉硬化等疾病。

但同时老年人的消化功能减弱，咀嚼功能降低，多喜食肥肉，特别是农村老年人，更易加重以上疾病发生的风险。

肥肉脂肪含量多，胆固醇含量高，能量密度大，肥肉中主要是脂肪（90%，且主要为饱和脂肪酸）和胆固醇，因此老年人肥肉的摄入量不宜过多。而瘦肉中含蛋白质较高，脂肪较低（2%～8%），还富含铁、B 族维生素等营养成分，营养密度大，而且味道鲜美，可烹制出各种菜肴，是老年人动物性食品的良好来源。

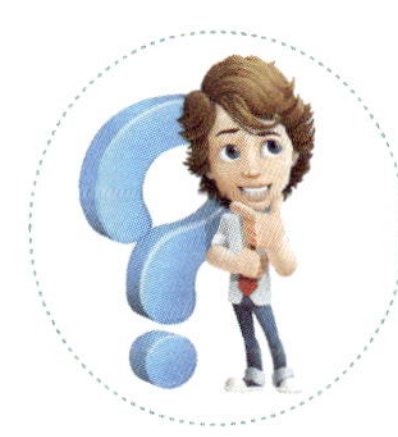

85. 老年人的膳食如何做到清淡少盐？

我国营养与健康调查数据显示，农村老年人人均食盐每日摄入量远远超过了推荐量（5克），流行病学研究表明，食盐摄入过多是高血压的危险因素。我国近年居民高血压患病率比1992年上升31%，平均每年增加300万人，这与盐摄取量较高不无关系。与年轻人比较，老年人更应该少吃盐，这是因为老年人随着年龄增加，胃肠、肾脏、心脏等器官功能降低。老年人摄入食盐过多，容易引起体内水钠潴留，加重心肾负担，引起水肿。世界卫生组织建议，应限制盐的摄入量，每天少于一茶匙（5克），有利于预防冠心病发作和脑卒中。因此，倡导清淡少盐膳食，已经成为控制高血压等慢性病的重要措施。

清淡少盐的饮食是指不油腻、少盐、不刺激的饮食，在菜肴中油、盐、辣椒、胡椒、花椒、五香调料、芥末等调料适中，吃后有利健康的饮食。

适当选择低钠盐，有助于调节钠的摄取，过多的低钠盐还有股苦味，也迫使老年人少吃盐。当然，多用高钾低钠的食物：比如苦荞麦、马铃薯、黄豆、红心萝卜、白菜薹、冬瓜、黄瓜、柑、橘、苹果等，也对体内钠水平的控制有所帮助。

少用高钠食品：膳食钠盐的来源，除食盐外，还包括味精、小苏打等高钠食品及含钠加工的食品，如酱油、酱菜、卤菜、咸菜、腌菜、泡菜、碱面、油条等，这些食品宜尽量少用。

自觉纠正“口重”的习惯：“口重”者要自觉减少用盐量。老年人还要注意控制盐的实际摄入量，不可以口尝咸味为标准。因为老年人味觉减退，对咸味不敏感，当口感咸味时钠的摄入量往往已经超量了。

每天控制食盐摄入总量：不能仅凭品尝来判断食盐是否过量，使用量具更准确。可将盐用量具量出，每餐按量添加。一般

20 毫升酱油中含有 3 克食盐，10 克黄酱含盐 1.5 克，如果菜肴需要用酱油和酱类，应按比例减少食盐用量。

加醋少糖：烹制菜肴时放少许醋，可提高菜肴的鲜香味，减少用盐量。烹制菜肴时如果加糖会掩盖咸味。

86. 老年人如何安排适宜的餐次和时间？

老年人因其生理的特殊性，应选择好适合于自己的用餐时间。在一般情况下，按正餐的时间安排用餐。

因老年人一般早睡早起，在早晨起床半小时后吃早餐比较适宜，因为早餐距离前一晚餐的时间有 12 小时以上，体内储存的糖原已消耗殆尽，应及时补充，避免出现低血糖反应；若早餐与午餐相距时间较长，宜于上午 10 点左右增加一餐点心；若晚餐吃得较晚，则可在午睡后增加一餐点心；若晚餐吃得较早，则可在晚 8 点左右增加一餐点心。

因此，老年人更应合理安排一日三餐，以三正餐为主，可酌情增加 2 ~ 3 次加餐，少量多餐，选择易消化的食物，进食时间应相对规律。

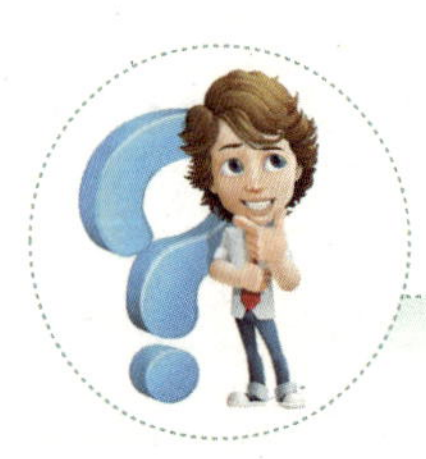

87. 为什么吃点零食有益老年人健康？

老年人因消化吸收功能减退，食物摄取量减少，易出现营养不良、体重不足、贫血和骨质疏松等，对于有些正餐不能摄取充足的老人更容易出现这种情况。

要预防老年人因进食不足而产生的健康损害，就应保证足量的能量和营养素摄入。除少量多餐进食外，适当吃点零食可以补充摄食的不足，增加能量的摄入，补充一些容易发生缺乏的微量营养素。

因此，适当吃点零食有益于老年人健康，在休闲的时候吃点零食还可以增加老年人的生活乐趣。研究发现，每周吃少量（约50克）坚果，可能有助于心脏的健康。这是因为坚果中除富含蛋白质外，还含有大量的维生素E、叶酸、镁、钾、铜、单不饱和脂肪酸和多不饱和脂肪酸及较多的膳食纤维，对健康有益。

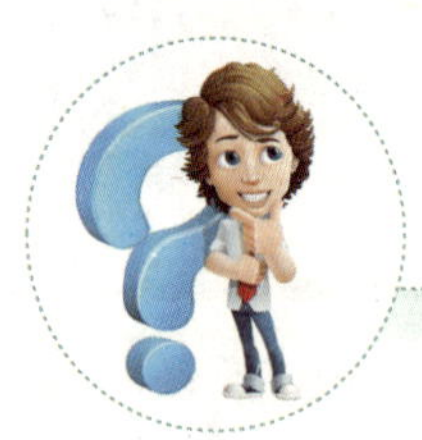

88. 素食老年人应该怎样保证营养？

目前已证实，老年人每日必须通过食物摄入多达40多种的营养素来满足人体需要，任何一种天然食物都不能提供老年人所需的全部营养素。要保障老年人的健康，应努力实现食物多样化，每天的膳食应包括谷薯类、蔬菜水果类、畜禽鱼蛋奶类、大豆坚果类等食物。而由于一些个体的自身原因，有些老年人在食物的选择上是不吃动物性食物的，这使得这部分老年人会出现一些营养素不足的问题，需要我们有一些其他的补救措施，来保证这部分老年人的营养需要。

按照所戒食物种类的不同，可分为完全戒食动物性食物及其产品的全素人群，不戒食蛋奶类及其相关产品的蛋奶素人群。动物性食物主要提供蛋白质、脂肪、矿物质、维生素 A、B 族维生素和维生素 D 等多种营养素，如果膳食组成不合理，将会增加营养素缺乏的风险。全素和蛋奶素人群膳食应以谷类为主，谷类食物是素食者膳食能量的主要来源，在谷类食物的选择上注意食物多样化，同类食物互换原则，选购食物时，应少购买精制米、精面粉，适当选购全谷物食物，如小米、全麦粉、嫩玉米、燕麦等；大豆是素食者的重要食物，是优质蛋白、不饱和脂肪酸的主要来源，因此素食者应比一般人群摄入更多的大豆及其制品，并适当选用发酵豆制品，如腐乳、豆豉、臭豆腐、豆瓣酱、酱油等，其中含有一定量的维生素 B_{12}；花生、核桃、杏仁等坚果类，是素食者蛋白质、不饱和脂肪酸、维生素 E、B 族维生素和矿物质的良好的补充来源；蔬菜、水果和菌菇类食物含有丰富的维生素和矿物质，是素食者这两项营养素的主要来源；海藻类可作为素食人群 n-3 多不饱和脂肪酸的来源之一，因此素食人群也应尽量多食用海藻类食物。食用油是素食人群脂肪的主要来源，同时素食人群易缺乏 n-3 多不饱和脂肪酸，因此在选择食用油的时候注意选择富含n-3多不饱和脂肪酸的食用油，如大豆油、菜籽油、亚麻籽油、紫苏油等。除此之外，素食人群也极易缺乏维生素D，除了食物的选择上注意之外，还要每天适量的光照，有利于体内维生素D的合成。

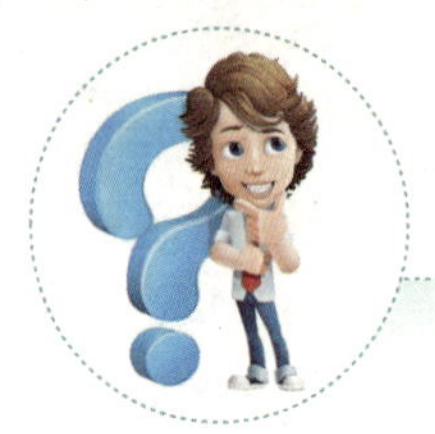

89. 什么情况下老年人不宜饮酒?

老年人器官功能逐渐衰退，各种慢性非传染性疾病发病率增高，容易发生代谢紊乱，肝脏解酒能力也减弱，饮用相同酒量，在年轻时可能没感觉，但老年时就可能醉倒。所以老年人应尽量不喝酒，如饮酒应限量，尽可能饮用低度酒，提倡先吃菜、后喝酒，使胃内酒精浓度相对降低，吸收缓慢，酒在胃内停留的时间延长，血液中酒精浓度升高较慢，不易醉酒，同时降低低血糖发生的危险，减少对胃壁的刺激。

老年人不宜饮烈性酒，更不能酗酒，服药期间不饮酒，酒精影响药物的吸收及代谢，降低药效或增加药物的毒副作用，尤其是在服用头孢菌素类药、降糖药、镇静催眠药、治疗冠心病的药物、解热镇痛药以及某些降压药等药物时，切忌饮酒，如需服用药酒，一定要在医生的指导下服用。有脑血管疾病、中风、老年性痴呆、癫痫、心功能不全、肝功能不全、胰腺炎、胃炎、胃或十二指肠溃疡、糖尿病、高脂血症、高血压、动脉粥样硬化、肝硬化、心律不齐、痛风、肿瘤等疾病的老年人不宜饮酒；有高尿酸血症的人不能大量饮用啤酒，以减少痛风发作的危险；对酒精敏感者以及有营养不良的人也不宜饮酒。有些老年人为了御寒和催眠，喜欢在睡前喝酒，这其中也是隐患多多。老年人多有慢性病，睡前饮酒可能掩盖病情，使病情不能及时被发现而延误治疗，还会诱发或促进呼吸暂停，长期超量饮酒则会造成失眠，还会造成身体暂时性的缺水等。不管是老年人还是普通人群，为了自己和他人的生命安全，我们都要做到开车不喝酒。

即使老年人身体健康，没有任何疾病，也要做到适量饮酒，老年人过度饮酒会损伤消化道黏膜，影响对营养素的消化吸收，导致体内多种营养素缺乏，损伤肝脏，对记忆力、注意力、判断力都有严重的损害，同时也会增加高血压、脑卒中、痴呆等慢性病的发病风险。过量饮酒和酗酒对老年人的身体健康百害而无一利。

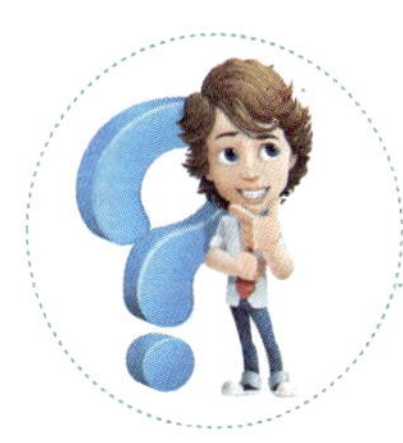

90. 患糖尿病老年人在饮食方面应该注意什么？

不同的食物进入人体后产生的血糖反应是不相同的，精白馒头、面食、精制的糕点、白米饭、土豆泥、西瓜、红枣等食物，在胃肠道消化吸收快，引起餐后血糖快速上升，是高血糖生成指数的食物。粗粮、豆类、奶类、蔬菜、樱桃、柚子、苹果等，进入胃肠道后消化速度缓慢，血糖生成指数较低。研究表明低血糖生成指数膳食有利于糖尿病人血糖控制，调节血脂、控制体重、减少心血管疾病的危险性。

患糖尿病的老年人在饮食方面需注意：

食物多样，均衡搭配：在能量相同的情况下多选择低血糖生成指数的食品，如粗粮、豆类、乳类、蔬菜多是低血糖生成指数食物。细粮与粗粮相互调配，既可降低餐后血糖，又改善了口感、增加花式品种。如白米面中加入杂粮豆类制成花式食品：赤豆饭、荞麦饭、杂粮面点（玉米面条、绿豆挂面、窝窝头、杂粮馒头）、腊八粥等都可降低餐后血糖。

多食绿色蔬菜和纤维含量多的食品：如苦瓜、芹菜、竹笋、木耳、菌菇、海带等，与主食一起食用可降低餐后血糖，同时有助于控制血糖和调节血脂。

食物加工简单为好：谷类、薯类、水果常因品种和加工方式不同，对人体血糖的影响也是不同的。因为颗粒越细越易消化吸收，餐后血糖越容易升高。红薯、土豆大块蒸煮烹调，餐后血糖较低，而做成泥糊状食物时餐后血糖较高。淀粉类食物加工时间越长，温度越高，水分越多，餐后血糖就越容易升高。

多选淀粉，少选含单双糖高的食物，如糕点、含糖饮料：一般情况下，单双糖的吸收快，淀粉的吸收因要经过消化，故吸收慢，前者的餐后血糖较容易升高，而后者的餐后血糖则较低。如果同样是摄取碳水化合物，要尽量选含淀粉丰富的食物，如薯类、米面（首选薯类）。虽然薯类食物较适宜糖尿病老年人食用，但也应适当适量的食用。老年人过量食用薯类食物，会引起反酸、胀气等不适，在烹调上，应尽量避免煎炸，大块的蒸煮较为适宜。

选择适宜的水果食用：一些患有糖尿病的老人不敢吃水果，

认为水果含糖高，害怕吃后引起血糖升高，这是认识误区，其实如果注意合理选用水果，益处良多。一般来说，空腹血糖每升 7 毫摩尔以下，餐后 2 小时血糖在每升 11.1 毫摩尔以下，病情稳定者，可选用含糖量稍高一点的水果（含糖量 10% ~ 13%），如苹果、梨、桃、柑、橘、橙、樱桃等；对于一些血糖较高、病情不很稳定的患者只能少量选用含糖量较低的水果（＜ 10%），如杏、李、柚、枇杷、木瓜、柠檬、草莓等。而香蕉、椰子、柿子、菠萝、西瓜、芒果等水果含糖量高或血糖生成指数高，故糖尿病老人不宜食用。应该食用新鲜水果，且吃水果的时间最好选在两餐之间、饥饿时或者体力活动之后，作为能量和营养素的适当补充，也是预防低血糖的适宜措施。每天最好吃 2 ~ 3 次水果，每次 50 克左右。

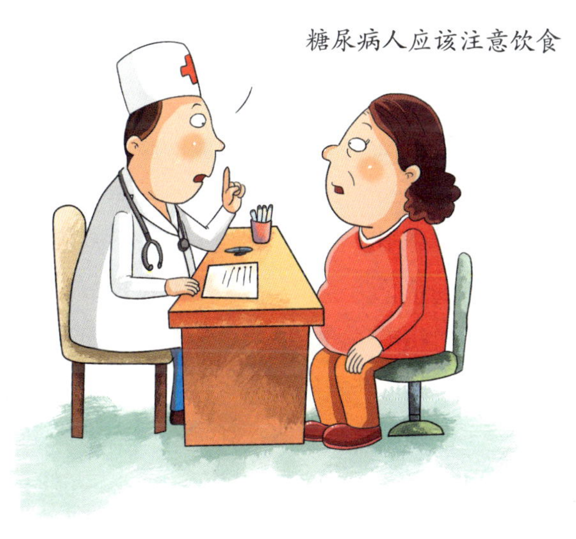

糖尿病人应该注意饮食

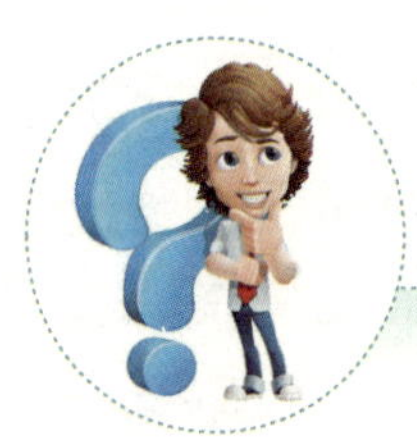

91. 高血压老年患者在饮食方面应该注意什么？

长期饮酒、膳食中的高盐低钾是我国高血压发病的重要因素。老年人随着年龄的增加，胃肠、肾脏、心脏等器官功能降低，更应该限酒，清淡少盐膳食。长期过度饮酒者，在突然减量初期，血压可能显著增高，坚持限制酒量后血压会下降。清淡少盐的饮食是指不油腻、少盐、不刺激的饮食，油、盐、辣椒、胡椒、花椒等调料适量使用。一天烹调油用量 20 ~ 25 克，食盐控制在每天 2 ~ 5 克的水平，自觉纠正“口重”的习惯，不可以口尝咸味为标准。因为老年人味觉减退，对咸味不敏感，当口感咸味时钠的摄入量往往已经超量了。可将盐用量具量出，每餐按量添加。一般 20 毫升酱油中含有 3 克食盐，10 克黄酱含盐 1.5 克，如果菜肴需要用酱油和酱类，应按比例减少食盐用量。除食盐外，还要考虑其他钠的来源，包括用盐腌制的食物，如咸蛋、咸鱼、腊肉、酱菜等；食物本身所含的钠；加工时添加的钠，如味精、发酵粉、食用碱等，这些食物尽量少食用。宜多食用高钾低钠的食物，特别是多吃蔬菜和水果来增加钾的摄入量，如苦荞麦、马铃薯、黄豆、红心萝卜、白菜薹、冬瓜、黄瓜、柑橘、苹果等。多选用鱼类、大豆及其制品为蛋白质的来源，减少膳食中的脂肪摄入量，这些对于防治高血压都十分有利。此外，茶叶中除含有多种维生素与微量元素外，还有茶多酚，有利尿和降压的作用，但是不宜饮浓茶。对高血压患者有益的食物还有如芹菜、洋葱、大蒜、菠菜、山楂、西瓜、香蕉、桃、梨、菊花、海带、木耳等。在烹调方法上，主要以氽、煮、拌、炖、卤等少油制法为主，烹制菜肴时放少许醋，可提高菜肴的鲜香味，减少用盐量。烹制菜肴时如果加糖会掩盖咸味。因此烹调要多醋少糖。同时还要养成良好的饮食习惯，一日三餐、定时定量、少吃零食、细嚼慢咽等。在食物的选择上，应尽量选择体积大、能量低、含膳食纤维多的食物。

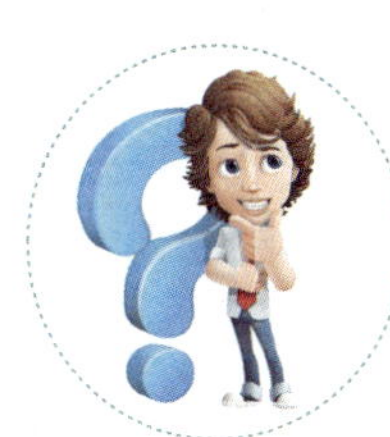

92. 贫血的老年人在饮食方面应该注意什么？

引起贫血的原因种类繁多，营养缺乏、慢性失血、骨髓造血障碍或溶血性疾病等都有可能导致贫血，其中以营养缺乏性贫血最为常见。铁、铜、叶酸、维生素 B_{12}、蛋白质等造血必需的营养素的缺乏都会造成营养性贫血，但以缺铁性贫血最为常见。老年人贫血十分常见，其产生的原因可能是单一的，也可能是综合性的，与慢性疾病和营养状况密切相关。

贫血的老年人在膳食方面应该做到食物多样化，增加食物摄入量，一日至少安排三餐，食欲差者，可采用少食多餐的原则。

要做到餐餐荤素搭配，荤食中有肉、鱼、禽类食物，素食中有新鲜蔬菜和水果。如果是缺铁性贫血的老年人，在食物的选择上尽量选择含铁丰富以及铁的吸收率高的食物，一般来说，植物性食物中铁的利用率差，动物性食品是膳食中铁的良好来源，吸收利用率高，维生素 B_{12} 也较丰富。而老年人膳食中动物性食物摄入减少，从而减少了可利用铁的摄取，因此贫血的老年人应注意适量增加瘦肉、禽、鱼、动物肝脏、动物血的摄入。多补充蛋白质和维生素 C，可提高铁的吸收率，因此要多吃新鲜的水果和绿叶蔬菜，但是维生素 C 极易被氧化、破坏，故应注意食物保鲜和减少烹制过程中的流失。在补充的同时，我们在膳食中也要注意减少抑制因素，如尽量减少食用含有草酸多的菠菜、茭白等，食用时可将菜放沸水中焯一下，然后再烹制；谷类经发酵可减少植酸含量，因此主食可用馒头、包子等发面主食；吃饭前后 1 小时内不宜饮用浓茶、咖啡。食物强化是防治缺铁性贫血最经济、有效的方法，如强化铁的酱油、强化铁的面粉和制品等。同时还可以选择适当使用膳食补充剂，如铁、B 族维生素、维生素 C 等。

如果是巨幼细胞性贫血，在平衡膳食的基础上，还要多补充蛋白质、叶酸、维生素 B_{12}，叶酸和维生素 B_{12} 主要存在于动物性食物及绿叶蔬菜中，因此在饮食中多选用肝、肾、瘦肉、绿叶蔬菜和新鲜水果等。而叶酸在食物烹制过程中或暴露于空气或阳光中极易被破坏，故新鲜蔬菜要以现吃现炒、急火爆炒为宜，有些蔬菜，如西红柿、萝卜等，可以生食凉拌。许多贫血的老年人，除了膳食营养素摄入不足以外，还有其他慢性疾病，可到医院查明病因，积极治疗原发性疾病。

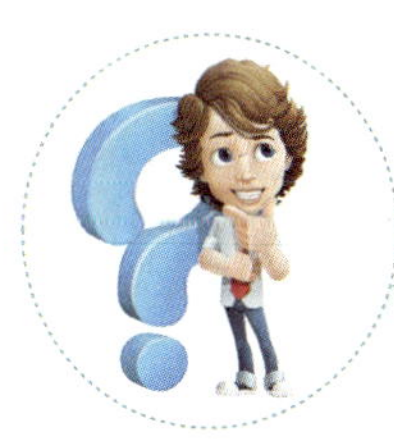

93. 老年人如何保持适宜体重？

老年人的体重与健康状况密切相关，体重过高或过低都会影响老年人的健康。体重不足可使机体抵抗力下降、易患营养缺乏病（如贫血、骨质疏松、消瘦）、骨折和较高的病死率，由此可见，“千金难买老来瘦”的民间说法并不科学。而体重过重，也会导致慢性疾病（如肥胖、糖尿病、高血压、高脂血症、痛风等）。因此，建议老年人从膳食营养方面采取积极的措施，保证适宜的食物和足够的营养素摄入，将体重维持在适宜范围内，预防营养不良或过多，从而提高健康水平。对于超重和轻度肥胖的老年人不鼓励减重，对于肥胖的老年人也不能采取剧烈的方式在短期内降低体重。老年人切忌在短时间内体重出现大幅度变化。老年人更应注意设法通过适宜运动与合理营养相结合维持甚至增加肌肉组织量。

首先，每个老人都应该知道自己的健康体重。老年人的健康体重可以体质指数（BMI）来衡量。目前认为我国老年人适宜BMI的范围在21.0 ~ 26.9千克/米^2。“老年人体重稍高一点”指老年人的BMI值宜在正常体重范围内偏高的一侧，这样的老人骨密度较高，死亡率较低，而呼吸系统疾病、骨质疏松、糖尿病、心、脑血管疾病发生率较低一些，对环境的适应能力强。因此，提倡老年人体重应稍高一点好。

每周、至少每月要测定一次体重。健康体重取决于能量摄入和能量消耗的平衡，进食量和运动量是保持健康体重的两个决定性因素。经常了解自己的体重，经常检讨和审视自己的饮食和运动行为，适时不断调整饮食和运动量，努力保持在健康体重范围内。保持健康体重的核心是吃动两平衡，是摄入的能量和消耗的能量达到平衡。

对肥胖老人，蔬菜、水果、果胶、魔芋食品等低能量食品，可自由选择进食；高能量食物要少喝，油脂、糖果、甜点心、含糖饮料等食品应严格限制；每餐吃七八成饱。多喝杂粮粥，如绿豆、红豆、玉米杂粮粥，既含有较多的膳食纤维，也减少了能量的摄入，还有利于老年人的血糖平稳。尽量减少烹调用油、肥肉、动物油脂、动物脑及内脏等含饱和脂肪酸和胆固醇多的动物脂肪的摄入。酒精饮料，尤其是白酒含能量高，含营养素很少，不利于机体体重的降低，应尽量少吃。运动要坚持，步行是肥胖老人最好的健身方式。

对消瘦老人，除一日三餐外，可增加 2 ～ 3 次间餐。除了应多给予关怀和照顾外，具体通过增加餐次和食物花色品种，想方设法增加食物摄入量。可选择含能量较高、喜欢吃的零食，如牛奶、坚果、含糖分较高的水果、饼干、蛋糕等作为零食。适当运动，运动可增进食欲，有助于食物的消化吸收。注意调节心情，保持心态平和，保证睡眠时间充足。

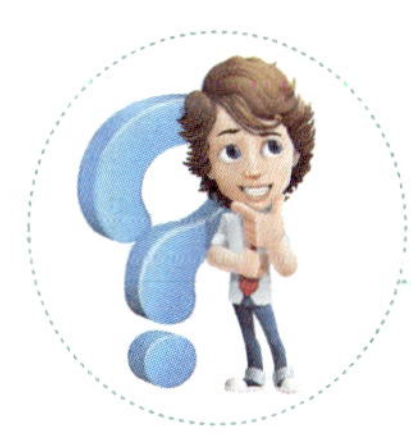

94. 如何保持肌肉健康、预防少肌症？

老年人通常会出现肌肉松弛、握力降低、行动迟缓等情况，当达到一定程度就是少肌症。通常我们说的少肌症的正式名称为肌肉衰减综合征，是与年龄增加相关的骨骼肌量减少并伴有肌肉力量和（或）肌肉功能减退的综合征。国外研究表明，50 岁后骨骼肌量平均每年减少 1% ~ 2%，50 ~ 60 岁每年减少量达到 3%。因此，老年人易出现肌肉减少，从而导致运动能力下降，自理能力降低，甚至出现频繁的跌倒。

老年人发生肌肉衰减征会出现肌肉松弛、四肢乏力、活动减少、体重下降、身体虚弱、抵抗力下降，与正常人相比，患者的握力、耐力和爆发力明显下降，表现为衰弱无力。肌肉活动能力下降，独立活动减少，甚至丧失日常生活能力。老人购买、制备食物困难，吃饭、洗漱、坐立、行走、解便、翻身、移动等日常生活活动需要依赖别人完成。骨骼肌肉系统功能退化会影响老年人活动能力、动作的敏捷性和协调性、力量的爆发性和耐受性，使老年人走路时抬脚不高、步幅不大、行走缓慢、步态不稳，下肢肌力的显著减退直接影响到平衡功能，甚至难以站立导致跌倒危险性增加。因此，延缓老年人肌肉衰减是十分重要的。

吃动结合，保持健康体重是延缓老年肌肉衰减的重要方法。

常吃富含优质蛋白的动物性食物，尤其是红肉、乳类及大豆制品。老年人蛋白质的适宜摄入量平均每天 1.0 ~ 1.5 克 / 千克，且这些食物宜分散至三餐食用。多吃海产品，如海鱼和海藻等富含n-3多不饱和脂肪酸的食物。增加户外活动时间、多晒太阳并适当增加动物肝脏、蛋黄等维生素 D 含量较高食物的摄入，补充维生素 D。进行举沙袋、举哑铃、拉弹力绳等带抗阻运动 20 ~ 30 分钟，每周 3 次以上。增加日常身体活动量，减少静坐或卧。活动时应注意量力而行，动作舒缓，避免碰伤、跌倒等事件发生。

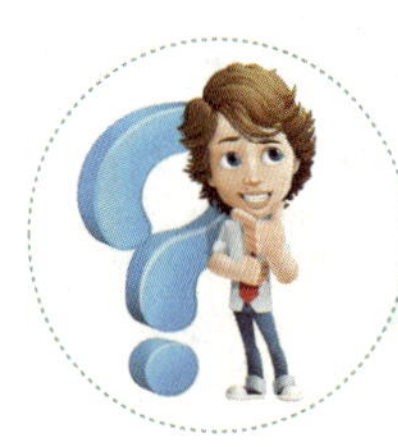

95. 患痛风老年人如何合理饮食？

痛风与高蛋白及高嘌呤膳食、饮酒及高血压或心脏病患者长期服用利尿剂等因素都息息相关，由于我国人民的生活水平的大幅提高，我国痛风患者也日益增多。除痛风本身外，痛风伴随病如肥胖、高脂血症、糖尿病和高血压等与膳食的关系也十分突出。

我们可以通过调节饮食，防止肥胖，限制嘌呤的摄入，促进体内尿酸的排泄，进而减少痛风的发作。肥胖者应限制总能量的摄入，使体重逐渐降至理想体重范围，采取循序渐进的方法逐渐减少，避免体重突然降低，否则会促进痛风的急性发作。为降低病人的体重，还应限制脂肪的摄入，加之痛风病人常常合并有高血压、动脉硬化、脂肪肝、胆结石等，也需要低脂饮食。应选用脂肪少的动物性食物，选用植物油，并采用少油的烹调方法。严禁饮酒，一次过量饮酒可诱发痛风发作，经常饮酒会加速嘌呤合成，导致高尿酸血症，因此应禁酒。同时应限制嘌呤的摄入，尽量避免高嘌呤的食物，如动物肝脏、脑、肾、火锅汤、浓肉汤等，多选择低嘌呤食物，如奶类、蛋类、豆腐、水果、蔬菜、精制谷类等。而合理的烹调方法也可以减少食物中嘌呤的含量，如将肉类食物先煮，弃汤后再烹调。此外，辣椒、胡椒、花椒、芥末、生姜等调料会诱使痛风急性发作，应尽量避免食用。

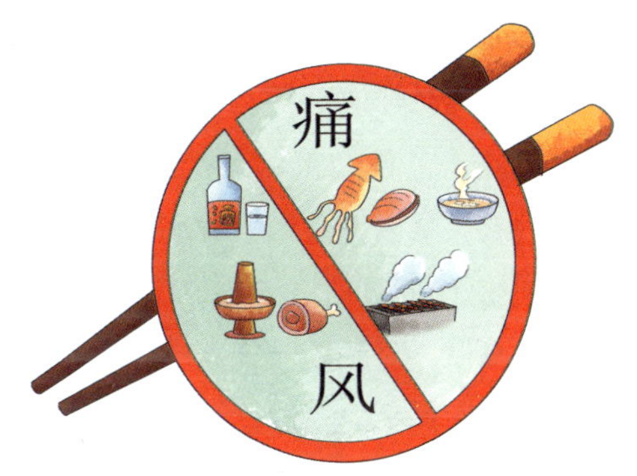

在限制摄入各种不利于痛风病人健康的有害食物之外，我们还应通过摄入某些食物促进体内有害物质的排出，以保障痛风病人的健康。碱性食物可增加尿酸在尿中的可溶性，蔬菜、水果和奶类多为碱性食物，特别是冬瓜和西瓜，不仅属于碱性食物，而且还有明显的利尿作用，对痛风病人十分有利。还要保证痛风病人的食物中含有充足的维生素 C。多多饮水，如果病人心肺功能正常，每天液体的摄入量要达到 2 500 ~ 3 000 毫升。应尽量选择白开水、茶水、矿泉水、果汁等，而浓茶、咖啡、可可等饮料可能会引起痛风发作，故要避免饮用。

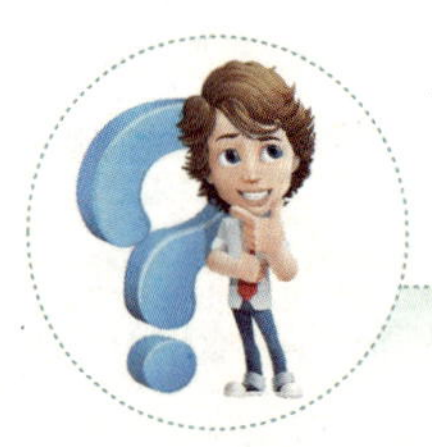

96. 高龄老人应该特别注意的饮食问题是什么？

在我国高龄老人多指 80 岁以上的老年人，这一类老人的器官生理功能往往更弱，尤其咀嚼功能和胃肠蠕动减弱、消化液分泌减少，使得老年人无法获取所需要的食物，慢性病也更多，更加需要注意膳食营养，以促进健康，预防营养缺乏病的发生。

高龄老人因牙周病、龋齿、牙齿的萎缩性变化而出现牙齿明显的磨损或脱落，影响对食物的咀嚼。舌乳头上的味蕾数目减少，出现味觉降低、食欲减低。胃肠道黏膜萎缩、运动功能减退。消化腺体萎缩，消化液分泌量减少，消化能力下降。吸收功能的减退，主要表现在小肠对钙、铁、维生素 B_1、维生素 B_{12}、维生素 A、胡萝卜素、叶酸以及脂肪的吸收减少，营养素缺乏的危险性增加。

针对高龄老人的生理特点，我们在平时老人的饮食上要注意合理安排，选择适当的食物和合适的烹调方法，以满足高龄老人的营养需要。首先要保证高龄老人足够的食物摄入，我们要少量多餐，可按六餐安排，除三次正餐外，可在上午、下午、睡前 1 小时各安排一次加餐。主食方面多选软饭、稀粥、面条、面饼、馄饨、馒头等；蔬菜多选择深色容易煮软的，如菠菜、苋菜、白菜、胡萝卜、南瓜等；在动物性食物方面，可经常选择鱼虾、瘦肉和蛋类。每餐的安排都宜清淡，每餐的食物数量不宜过多，但可有多种食物，使老年人的消化能力足够应对所摄取的食物，不会感觉过饱，也不会感觉食物不消化、胃胀。而多餐，可使老年人需要的营养素不断得到补充，且进食量少，食物中营养素的吸收率反而增加，营养物质吸收的量也会相对增多。这样就可以满足老年人的营养需要了。

另外我们要选择适当的烹调方法，使食物松软易消化，但不破坏食物本身的营养素。将食物切小、切碎，并适当延长烹调时间。稻米一般以蒸、煮的方法制成饭和粥，应避免捞蒸方式（即弃米汤后再蒸）以减少 B 族维生素的损失。面粉一般用蒸、煮、烙的方法制作成面食，制作过程中应防止温度过高和加碱。杂粮或粗粮中，含胚芽的糙米最适合煮成粥。高粱米可磨成粉做成点心。薏米不适合单吃。可以把鸡腿、番茄与薏米一起炖煮，不但容易消化，而且营养好。荞麦可以做成面条、馒头、煎饼、粥。把燕麦、黑糯米、长糯米、糙米、白米、大豆、黄豆、莲子、薏米、红豆等加水浸泡一个小时，然后再煮熟就是燕麦八宝粥了。肉类食物可切成肉丝或肉片后烹饪，也可剁碎成肉糜制作成肉丸食用。鱼虾类可做成鱼片、鱼丸、鱼羹、虾仁等。坚果、杂粮等坚硬食物可碾碎成粉末或细小颗粒食用，如芝麻粉、核桃粉、玉米粉等。质地较硬的水果或蔬菜可粉碎榨汁食用。多采用炖、煮、蒸、烩、焖、烧等烹调方法，少煎炸、熏烤等。

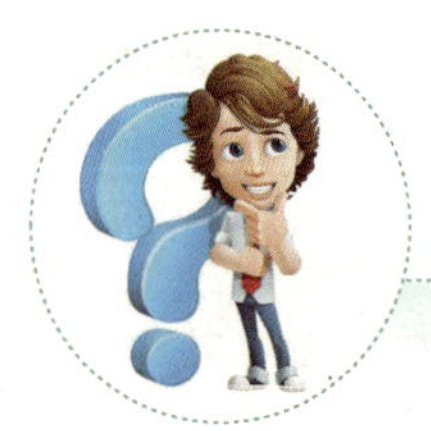

97. 独居老人应注意的营养问题有哪些？

独居、孤寡老年人，平时用餐经常是能简单则简单，饱一餐、饥一餐也是常见现象。在子女回家团聚后，老年人又是守着剩饭剩菜，今天热了明天热，往往一次聚餐的食物要吃几天。经常饮食不当，加之经常食用剩饭剩菜，可造成营养不良。有时老年人因喜好某种食物而连续数日大量进食，反而超过了机体的消化能力，影响健康。

还有的老年人因活动不便，购买食物有困难，要等子女送来食物，或托别人帮助购买，故用餐非常简单，导致营养不良。为了健康，老年人要安排好自己的饮食，不因子女不在身边而忽略自己，也不因子女回家团聚而暴饮暴食。平时自己要按合理营养的要求来安排食物，即使活动不便，也不应用餐简单化。平日建议独居老人到老人食堂、敬老餐桌等用餐地点与同伴一起进餐；就餐环境应场地整洁、空气清新、光线充足、色调明快、温馨宜人。对于生活自理有困难的老年人，建议采取专人陪伴用餐、辅助用餐、送餐上门等方法，保障营养摄入。

合理营养是保障健康的物质基础，结合自身的营养需要，尽量做到每日食物不单调，由多种食物组成，多备一些木耳、香菇、海带、杂豆、粗粮、芝麻、玉米等，适当在饮食中少量添加。在坚持食用主食的同时，经常食用豆类及制品。每日除食用主食外，老年人还要注意适当摄取一些粗粮，如荞麦、玉米、杂豆、燕麦等。即除有特殊情况外，每日膳食中要有适量的动物性食品，以提供优质蛋白质。老年人因消化功能较差，每餐食物的摄取量并不太多，为了满足机体对能量的需要，老年人必要时还需要适当补充零食。但零食只是补充老年人易缺的营养物质和少量能量，应与正餐很好地配合。每日食物中糖、盐、油的用量要加以控制。这样才能保证均衡营养，保障健康。

为了安度晚年，健康长寿，提高生活质量，老年人应积极合理地安排进食，以健康的心态、适当的烹调方式来保证食物的摄取和消化，注意结合自身情况，保证全面合理营养。

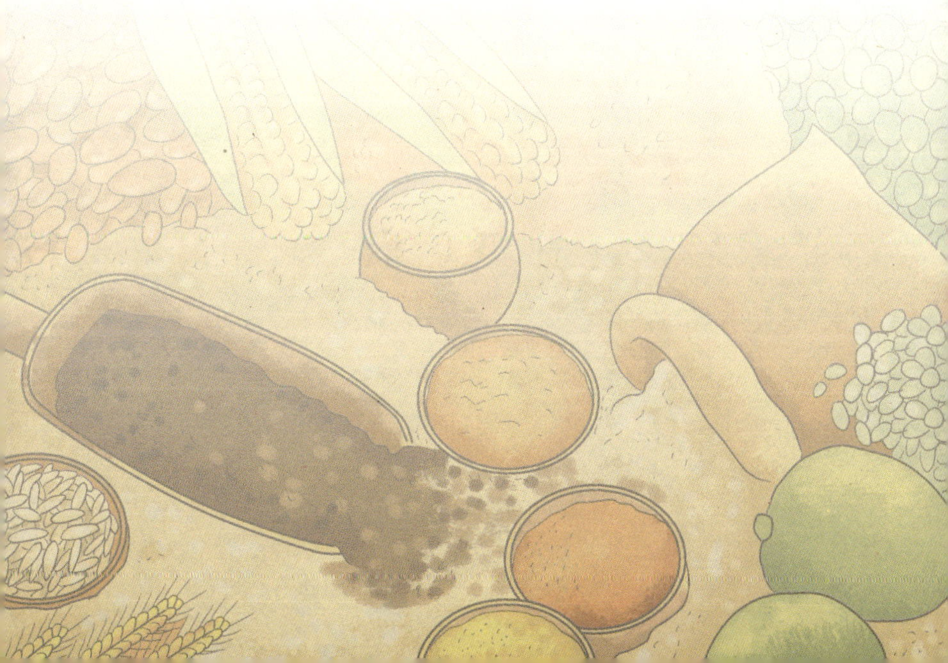